SE PS IS

ブラッシュアップ
敗血症

［著］

近藤 豊
順天堂大学医学部附属浦安病院
救急診療科 准教授

中外医学社

推薦の序

　世界では年間約 3,000 万人の敗血症が発生し，死亡者数は 800 万人にものぼる．心臓の鼓動が 3 回打つごとに，誰かが敗血症で亡くなっている．敗血症の発生率は心筋梗塞や脳卒中と同程度で，死亡率はより高く救命できても長期間の介護・療養を要し，社会的・経済的喪失は甚大である．また，あらゆる年齢層が罹患する重篤な疾患であり，その社会的影響は計り知れない．2017 年 WHO でも重大な健康課題として取り上げられた．しかし，「敗血症」の言葉を知っている人は，成人の半分以下と言われている．一般臨床医の間でも，適切な対応法は十分に知られていない．救命センターに転送されてきた時には，すでに手遅れとなっていることも少なくない．

　いま敗血症をめぐる情勢が世界的に変化している．2010 年世界敗血症連盟 (Global Sepsis Alliance: GSA) が活動を開始し，2012 年わが国でも日本集中治療医学会の GSA 委員会が発足した．そして 2018 年，日本救急医学会および日本感染症学会の 3 学会が日本敗血症連盟 (Japan Sepsis Alliance: JaSA) を結成した．敗血症の予防・診断・治療・教育に関する種々の合同活動を積極的に推進し，死亡率の減少，合併症や後遺症を減らし患者の社会復帰につなげたい．

　本書は，敗血症診療に取り組む若い先生方に，現場で実際に役立つ臨床上のノウハウ，また，臨床に必要となるエビデンスを踏まえた知識について，教室の近藤 豊先生に，簡潔にまとめていただいた．若手医師の敗血症診療のバイブルとなることを目指す．本書では敗血症に対する教科書的な内容から AI などの最近のトピックス，ご自身が米国で学んだこと，現在順天堂大学医学部附属浦安病院の救急診療科で実践されていることまで，盛り沢山の内容が書かれている．敗血症の概念から実際の敗血症治療や診療のポイントや流れまでが，ブラッシュアップポイントとしてわかりやすく解説されている．

　"敗血症のことをもっと知りたい！"と臨床現場で活躍されている臨床医にこそ本書の愛読をお勧めする．

2019 年 7 月

順天堂大学大学院医学研究科 救急・災害医学研究室 教授

田中　裕

序　文

"救急医になりたい！"と思って医学生を過ごしていたが，当時の日本は救急科が診療スタイルや学問体系として確立しているとは言えなかった．そのため上級医の先生から救急をやりたければ最初は外科に行ったほうがよいとアドバイスされ，沖縄県立中部病院の外科の門を叩いた．幸いなことに沖縄県立中部病院では多くの優秀な同僚や仲間に恵まれて，日々切磋琢磨して自身の腕を磨いた．

　Common disease を広く勉強し外科系の一般的な診療ができるようになったので充実感はあったものの，当時は頭で考えるよりも身体で覚えようという安易な考えがあったため，次第に自身のアカデミックな意識が薄れていった．これではいけないと思い，後期研修では聖路加国際病院に勤務することにした．豊富な症例と体系だった教育スタイルが魅力的で，救急外来，ICU，病棟に毎日通い詰めた．そこで色々な"敗血症"に遭遇した．敗血症の集中治療をやり始めたのだが，担当医によってとっている治療方針は千差万別であった．"敗血症治療には正解がないんだよ"というセリフをしばしば耳にし，正解がないというのはエビデンスに乏しいということであり，治療が個人の考えに大きく左右されているという状況を知った．そのことは自分の興味をさらに深めるとともに強い探求心が芽生え，より研究ができる大学病院に行くことに決めた．

　出身の琉球大学に戻り臨床と研究に没頭し，さらにトップを目指すために米国マサチューセッツ州にある Beth Israel Deaconess Medical Center, Harvard Medical School の外科学講座，Acute Care Surgery 部門に籍を置き日々敗血症の学識を頭のなかに詰め込む毎日であった．米国の生活は"崖っぷち"でのチャンレジの連続であり充実感に満ちた心地よい疲労感に浸れたが，気がついてみると私も医学部卒業後 11 年が経過していた．

　今まで得た知識や経験を日本に還元できなければやっている意味がないと思い，日本に戻り順天堂大学大学院救急・災害医学の准教授となることに決めた．当時は縁のなかった大学であったためこの決断は医師キャリアで一番苦悩したが，いざ勤務してみると順天堂大学は三無主義（出身校，国籍，性による差別なく優秀な人材を求め活躍の機会を与える）を掲げており，とても風通しがよく，雰囲気の素晴らしい大学であった．また順天堂の救急災害医学は本院，浦安，練馬，静岡の 4 病院を併せたスタッフからなる大所帯の診療科であり，首都圏内の

救命救急センターということも相まって，力を発揮するには十分な環境であると思われた．赴任後は敗血症患者の予後向上のため，Acute Care Surgery チームの整備，研究グループの立ち上げ，ECMO チームの始動などに務めた．現在もなお新しい挑戦をしている最中であり，筆者は救急医として働いている間は挑戦することを止めない．

　教科書的なことはもちろんであるが，筆者が今までに独自に学んだことや敗血症に対する考え方を含めて，この本で読者の皆様に紹介したい．また本書を通じて，"敗血症には正解がない" というのが真実なのかどうか皆様と一緒に議論できたらこの上ない幸せである．

2019 年 7 月

順天堂大学大学院医学研究科 救急・災害医学研究室 准教授

近藤　豊

目　次

CHAPTER 1　敗血症とは何なのか？ ……………………………………… 1

敗血症とは？　歴史から考える ………………………………… 1

敗血症とは？　メカニズムから考える ………………………… 1

敗血症治療とは？ ………………………………………………… 3

敗血症とは？　簡単にまとめると ……………………………… 4

COLUMN　風邪も敗血症？ ……………………………………… 5

CHAPTER 2　メカニズム ……………………………………………………… 6

敗血症に関わる DAMPs と PAMPs ……………………………… 6

SIRS と CARS ……………………………………………………… 7

メカニズムの解明に関する未来像 ……………………………… 8

CHAPTER 3　敗血症の定義 …………………………………………………… 10

敗血症の定義の変遷 ……………………………………………… 10

qSOFA は ICU で使用可能でしょうか？ ……………………… 13

病院前診療での qSOFA …………………………………………… 14

敵か，味方か，qSOFA！　qSOFA の限界と可能性とは？ ……… 14

COLUMN　qSOFA は肺炎に有効か？ ………………………… 17

CHAPTER 4　疫学・予後・認知度 …………………………………………… 18

敗血症の現況を知る ……………………………………………… 18

敗血症は肺の病気？　世間で知られていない敗血症 ………… 19

敗血症の公衆衛生的課題 ………………………………………… 19

COLUMN　世界敗血症連盟とは？ …………………………… 21

CHAPTER 5　診療ガイドラインの比較からみる諸外国の敗血症事情

…………………………………………………………………………… 22

Dr 近藤の視点からみた SSCG 2016

（米国と欧州合同の敗血症診療ガイドライン） ………………… 22

Dr 近藤の視点からみた J-SSCG 2016

（日本版敗血症診療ガイドライン） ……………………………… 23

その他の敗血症ガイドライン …………………………………… 24

i

CHAPTER 6　敗血症とメタ解析 ································ 27

　システマティックレビューとは？ ······················ 27

　実際に SR やメタ解析をやってみよう ················ 27

　敗血症とメタ解析の実例 ······························· 28

　COLUMN　重症患者における 28 日死亡と 90 日死亡の意義 ······· 30

CHAPTER 7　診断・重症度マーカー ························· 31

　CRP（C 反応性タンパク） ··························· 32

　プロカルシトニン（PCT: Procalcitonin） ··········· 32

　プレセプシン（P-SEP: Presepsin） ················· 33

　インターロイキン 6（IL-6） ······················· 34

　COLUMN　CRP で敗血症を診断していませんか？ ············· 35

CHAPTER 8　敗血症の身体所見 ···························· 36

　呼吸を評価しましょう ································· 36

　身体所見だけで血圧を推定する ······················ 36

　肺の異常が推定できる身体所見とは？ ················ 37

　肺雑音では雑音の聴こえる時期を意識する ············ 37

　COLUMN　敗血症の動脈圧波形 ····························· 39

CHAPTER 9　敗血症の問診・カルテの書き方 ················ 40

　敗血症の問診・カルテ記載で重要なポイント ·········· 40

　敗血症における家族への問診の重要性 ················ 41

　敗血症のカルテは "by system" で ·················· 42

　COLUMN　妊娠と尿路感染性敗血症 ························· 43

CHAPTER 10　外傷後敗血症 ······························· 44

　外傷後敗血症と two-hit ····························· 44

　体幹部の外傷後敗血症の予後は悪い ·················· 45

　頭部外傷後の敗血症は？ ······························· 45

　外傷の疫学からみた敗血症 ···························· 46

　外傷後敗血症の未来 ··································· 46

CHAPTER 11　熱傷後敗血症 ······························· 48

　熱傷の初期は敗血症にならない？ ···················· 49

　熱傷と水道水 ··· 50

熱傷後敗血症と栄養管理 50

熱傷後敗血症はなぜ治療が難しいのか？ 51

敗血症管理を意識した熱傷のエキスパート的治療法 52

COLUMN　本当に熱傷の急性期には敗血症にならない？ 54

CHAPTER 12　軟部組織感染による敗血症 55

軟部組織感染から敗血症に移行しやすい？ 55

人食いバクテリアとは？ 55

壊死性筋膜炎による敗血症 56

壊死性筋膜炎診断の TIPS;

　身体所見，finger test，そして LRINEC スコア 56

Fournier 症候群 57

COLUMN　Waterhouse-Friderichsen 症候群を知っていますか？ 59

CHAPTER 13　敗血症関連心停止 60

敗血症関連心停止の発症メカニズム 60

敗血症性心筋症とは？ 61

敗血症関連心停止の治療 62

敗血症関連心停止の心拍再開後の治療 62

COLUMN　敗血症における体温 63

CHAPTER 14　敗血症関連脳症 64

敗血症関連脳症の病態 64

どのように診断するのか？ 64

その治療法は？ 65

その予後は？ 65

敗血症関連脳症のトピックス 65

CHAPTER 15　モニター 67

モニターの特徴と弱点 67

血管内ボリュームの評価 68

目標血圧 70

CHAPTER 16　輸液 72

フルイドチャレンジは敗血症に有効か？ 72

輸液をして血圧が上がればショック？ 73

iii

敗血症に適した輸液の量と種類は？ ································· 73

CHAPTER **17** 抗菌薬治療 ··· 75

経験的抗菌薬投与 ··· 75

デエスカレーションが可能な状態を見極める ············ 78

培養陰性の時にデエスカレーションは可能か？ ··········· 78

病院前抗菌薬投与 ··· 79

細菌培養検査のピットフォール ··································· 80

COLUMN 抗菌薬投与で敗血症性ショックになる，

ヤーリッシュ・ヘルクスハイマー反応を知っていますか？ ··· 82

CHAPTER **18** 抗ウイルス薬治療 ··· 83

ウイルスによる敗血症の特徴 ····································· 83

どのウイルスが敗血症を引き起こすのか？ ················ 84

各ウイルスの特徴と抗ウイルス薬 ······························ 84

ウイルスが原因の敗血症の予後 ··································· 86

CHAPTER **19** 抗真菌薬治療 ··· 87

真菌による敗血症の診断 ··· 87

真菌の種類 ··· 88

侵襲性カンジダ血症 ··· 88

侵襲性アスペルギルス症 ··· 89

抗真菌薬による治療 ··· 89

CHAPTER **20** ドレナージ治療 ··· 91

膿瘍形成とドレナージ ··· 91

感染性膵壊死とドレナージ ·· 92

肝膿瘍とドレナージ ··· 92

婦人科疾患のドレナージ ··· 93

外科的ドレナージとカテーテルを用いた経皮的ドレナージ ············· 93

COLUMN 不明熱と敗血症 ··· 95

CHAPTER **21** 循環作動薬 ··· 97

循環作動薬の使い方 ··· 97

バソプレシンは使用すべきか？ ··································· 98

腎保護目的の低用量ドパミン投与は有効か？ ············· 98

iv

循環作動薬の最近のトピックス …………………………………… 98

COLUMN　敗血症で初発の心房細動の意義 …………………………… 100

CHAPTER 22　ECMO …………………………………………… 101

ECMO の種類 ………………………………………………………… 101

敗血症性ショックに対する VA-ECMO の歴史 …………………… 102

ガイドラインでの推奨 ……………………………………………… 102

敗血症に対する ECMO の適応基準 ……………………………… 103

ECMO の禁忌 ………………………………………………………… 104

"これは敗血症性ショックに対する ECMO でしょう！" ……… 104

CHAPTER 23　敗血症性 ARDS と人工呼吸管理 ………… 106

敗血症性 ARDS ……………………………………………………… 106

好中球エラスターゼ阻害薬 ………………………………………… 107

人工呼吸管理 ………………………………………………………… 108

ドライビングプレッシャー ………………………………………… 108

敗血症性 ARDS と気胸 ……………………………………………… 109

CHAPTER 24　鎮痛と鎮静 ……………………………………… 111

鎮痛と鎮静の目的 …………………………………………………… 111

最適な鎮静とは？ …………………………………………………… 114

最適な鎮痛とは？ …………………………………………………… 114

敗血症に合併するせん妄のマネジメント ………………………… 116

新しい PADIS ガイドライン ……………………………………… 116

CHAPTER 25　腎代替療法 ……………………………………… 118

RRT が敗血症にどう影響するのか？ …………………………… 118

RRT は早めにやるべきか？ ……………………………………… 118

High flow CHDF は有効か？ ……………………………………… 119

RRT は何を改善するのか？ ……………………………………… 119

Renal indication における RRT の日本の未来 ………………… 119

CHAPTER 26　造影剤腎症と敗血症性腎障害 …………… 121

敗血症における造影 CT の意義 …………………………………… 121

造影 CT の危険性 …………………………………………………… 121

造影剤腎症にならないためには？ ………………………………… 122

実はほとんどの敗血症は単純 CT で十分？ ……………… 122

薬物による造影剤腎症の防止は可能か？ ………………… 123

CHAPTER 27　サイトカイン・エンドトキシン吸着 …………… 124

そもそもサイトカイン・エンドトキシンは
吸着したほうがよいのか？ ……………………………… 124

結局，PMX-DHP は有効なのか？ ……………………… 125

セプザイリスって何？ …………………………………… 125

エンドトキシン・サイトカイン吸着療法の未来 ………… 126

COLUMN　ウロセプシス！ ……………………………… 127

CHAPTER 28　輸血 ……………………………………………… 128

赤血球と敗血症 …………………………………………… 128

凝固因子と敗血症 ………………………………………… 129

血小板と敗血症 …………………………………………… 130

CHAPTER 29　栄養 ……………………………………………… 132

栄養が敗血症に及ぼす影響 ……………………………… 132

敗血症患者には栄養が必要か？
Permissive underfeeding を理解しよう ……………… 132

栄養はいつ，どこから投与するの？ …………………… 133

栄養療法は予後を変えるか？ …………………………… 133

敗血症と栄養のトピックス ……………………………… 134

CHAPTER 30　血糖コントロール ……………………………… 136

敗血症と血糖 ……………………………………………… 136

なぜ血糖を調節する必要があるのか？ ………………… 136

至適血糖値はどのくらいか？ …………………………… 137

どのような方法で血糖をコントロールするか？ ……… 137

敗血症に人工膵臓を用いるか？ ………………………… 138

CHAPTER 31　敗血症と補体 …………………………………… 139

補体経路と敗血症病態における変化 …………………… 139

敗血症における補体活性化による DIC の発症 ………… 140

敗血症性 DIC と血栓性微小血管症 ……………………… 140

補体制御による新規治療薬の可能性 …………………… 141

CHAPTER 32　敗血症性 DIC ——————————————— 143

敗血症性 DIC の病態 ————————————————— 143

敗血症性 DIC の診断 ————————————————— 144

敗血症性 DIC 治療の変遷 ————————————————— 144

ヘパリン類投与 ———————————————————— 145

リコンビナント・トロンボモジュリン補充療法 ——————— 145

アンチトロンビン補充療法 ————————————————— 146

敗血症性 DIC の未来 ————————————————— 146

COLUMN　重症患者と成長ホルモン ————————————— 148

CHAPTER 33　ステロイド補充療法 ————————— 149

なぜ敗血症にステロイドなのか？ ———————————— 149

ステロイド補充は有効か？　無効か？ ——————————— 150

ステロイド投与による副作用 ———————————————— 151

実際にステロイドを投与するか？ ———————————— 152

CHAPTER 34　高気圧酸素療法 ———————————— 153

高気圧酸素療法とは？ ————————————————— 153

敗血症に高気圧酸素療法は有効か？ ——————————— 153

敗血症に高気圧酸素療法を行う場合，その設定はどうする？ ——— 154

高気圧酸素療法の安全性を意識しながら ——————————— 154

CHAPTER 35　深部静脈血栓症予防 ——————————— 156

DVT 発生のメカニズム ————————————————— 156

敗血症は DVT ができやすいのか？ ——————————— 156

D-Dimer で DVT を早期発見する？ ——————————— 157

敗血症に DVT 予防は必要か？ ————————————— 157

DVT 予防のためにすべきこと ————————————— 157

COLUMN　DVT の身体所見と超音波検査 —————————— 159

CHAPTER 36　上部消化管潰瘍の予防 ——————————— 160

敗血症と潰瘍形成のリスク ————————————————— 160

抗潰瘍薬投与による敗血症患者への影響 ——————————— 160

抗潰瘍薬投与は敗血症患者に必要なのか？ —————————— 161

抗潰瘍薬の種類による違い（PPI vs H_2受容体拮抗薬）———— 161

vii

COLUMN　アカデミックキャリアの築き方 ································· 163

CHAPTER **37**　社会復帰と再発 ··· 165

　敗血症と PICS ··· 165

　敗血症と ICU-AW ··· 166

　社会復帰に向けた取り組み ·· 166

　社会復帰後の敗血症の再発率 ·· 167

　敗血症生存者のがんリスク ·· 167

COLUMN　敗血症で認知機能障害は悪化する？ ························· 169

CHAPTER **38**　小児敗血症 ·· 170

　小児敗血症は何が難しい？ ·· 170

　小児敗血症の定義は Sepsis-3 を使用すべき？ ······················ 170

　小児敗血症の 1 時間バンドル ··· 172

　小児敗血症のカテコラミンは何を使用すべき？ ····················· 172

　小児の敗血症は呼吸の評価が重要 ·· 172

COLUMN　小児敗血症の初期治療って誰がやるの？ ··················· 174

CHAPTER **39**　人工知能と敗血症治療 ··· 175

　AI って何？ ··· 175

　AI と敗血症 ··· 175

　敗血症治療戦略において AI ドクターは人間を上回るか？ ········· 176

　AI が人間を俯瞰する ·· 176

COLUMN　エンターテイメント エデュケーションと敗血症教育 ······ 178

CHAPTER **40**　敗血症バンドル治療の変遷 ·· 179

　EGDT とは？ ··· 179

　EGDT から ELGT へ ·· 180

　敗血症と Hour-1 bundle（1 時間バンドル）······················· 181

CHAPTER **41**　医学英語論文の書き方 ··· 183

　医学論文を書く前に準備すべきこと，大事なこと ·················· 183

　論文のどこから手をつければいいの？ ·································· 184

　敗血症の臨床論文作成の特徴と注意点 ·································· 186

COLUMN　ナッジ理論を用いた臨床研究 ······························· 188

CHAPTER 42 これからの敗血症の行く先 ⸻⸻⸻⸻⸻ 189
COLUMN 海外留学で世界と競う力をつける ⸻⸻⸻ 190

索引 ⸻⸻⸻⸻⸻⸻⸻⸻⸻⸻⸻⸻⸻ 192

CHAPTER

1

敗血症とは何なのか？

　そもそも敗血症とは何でしょうか？　感染症と何が違うのか皆さんわかりますか？　敗血症の考え方の歴史的変遷を辿りながら一緒に紐解いて行きましょう．

敗血症とは？　歴史から考える

　近代医学のなかで「敗血症」という考え方は，古くは 1914 年に Schottmüller により提唱された「微生物が局所から血流に侵入し，病気の原因となっている状態」という考え方から始まり，これは「敗血症＝菌血症」とほぼ同じものでありました．なので当時は血流から菌を検出することに主眼が置かれており，様々な方法で菌を検出しようとしました．しかしながら時が経つにつれ，血流から菌が検出される菌血症でなくても同じような全身症状を呈することが段々とわかり，菌の検出にこだわる必要がないのではとの考えが生まれます．そこで 1989 年に，"The Septic Syndrome" として Balk らによって敗血症の考え方が刷新されたのです[1]．血流からの菌の検出に関係なく，"全身症状を伴う感染症" のことを "敗血症" と呼ぶべきという風潮となりました．しかしながら一言で "全身症状" と言ってもどのような症状のことか今一つはっきりしませんでした．

敗血症とは？　メカニズムから考える

　一方でメカニズムという視点で考えますと，"侵襲に対応して免疫細胞が血中に放出した大量の炎症性サイトカインによる全身性の急性炎症反応" を一つの症候群として捉えようという考えから，全身性炎症反応症候群（sys-

表1 SIRS の臨床診断基準

呼吸数	>20 回/分，または $PaCO_2$ <32 mmHg
脈拍	>90 回/分
体温	<36℃，>38℃
白血球数	>12,000/mm^3，または<4,000/mm^3，または幼若白血球 10%以上

上記 4 項目のうち，2 項目以上を満たせば SIRS と診断する[2].

temic inflammatory response syndrome: SIRS）が注目されます．通常炎症というのは生体を防御するために起こる反応ですが，炎症の反応が強すぎると逆に生体に不利となることがわかってきたのです．IL-1，IL-6，TNF（tumor necrosis factor）-α などの炎症性サイトカインが放出され，いわゆる高サイトカイン血症 (hypercytokinemia) の状態となります．またサイトカインだけではなく炎症細胞や免疫担当細胞からアデノシン 3 リン酸（adenosine triphosphate: ATP）なども放出され異常高値となり，これらも生体にとって非常に不利になります．

　そのためこれらの炎症性サイトカインなどを調節することにより炎症を制御できないかという新しい治療への挑戦が始まります．つまり抗菌薬で菌を殺すという異物に対する治療だけでなく，生体内の免疫力をコントロールしようというものです．その場合に SIRS 患者という対象をきちんと定義しないといけないということで SIRS の臨床的な定義が決まりました．SIRS は，① 呼吸数，② 脈拍，③ 体温，④ 白血球数の 4 項目で評価することになり，それぞれ① >20 回/分，または $PaCO_2$ <32 mmHg，② >90 回/分，③ <36℃，>38℃，④ >12,000/mm^3，または<4,000/mm^3，または幼若白血球 10%以上，と定義され，これらを 2 項目以上満たす症例が SIRS と診断されることになりました **表1** [2]．この SIRS 分類の利点や短所などは第 3 章でお話しますが，この定義により敗血症研究が一気に躍進することになります．"感染に伴う SIRS" を "敗血症" と規定したためで **図1**，それまで "SIRS" や "敗血症" はあくまで疾患概念の域を出なかったのですが，実臨床での患者の定義を作ることで治療などの介入が可能な対象となったからです．

　これが 1991 年の出来事で，以後これらの炎症や免疫を調整しようとした

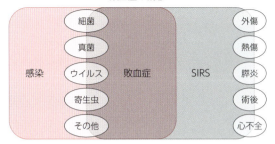

図1 敗血症は感染とSIRSから成り立つ

介入が行われることになり，これらは"敗血症治療"と呼ばれます．

敗血症治療とは？

　敗血症が"感染に伴うSIRS"と定義されていることもあり，敗血症治療は二本柱から成り立っています．つまり，感染症の治療とSIRSの治療が必要なわけです．

　感染症の治療は抗菌薬が主な治療法であり，1928年のペニシリンの発見以後目覚ましい発展を遂げています．1946年には結核菌にも有効なストレプトマイシンが発見されました．その後耐性を持つ菌も出現しましたが，様々な機序の抗菌薬が出現し，現在ではカルバペネム系抗菌薬などとても広域な抗菌薬も登場しています．敗血症の治療を成功させるためには感染とSIRS両方の治療が成功することが必要不可欠ですが，SIRS治療のほうは失敗の連続です．欧州を中心にTNFα阻害薬（AZD9773）を用いてTNF-αを低下させ予後を改善しようという動きが出ましたが，結果として血中のTNF-α濃度は低下するものの，予後は改善しませんでした[3]．またToll様受容体4阻害薬（E5564）で主にエンドトキシンを標的にして炎症反応を制御しようというACCESS研究も行われましたが，こちらも予後を改善させるには至りませんでした[4]．

　私見としてはこれらの一番の要因は患者群の選定にあると思っています．SIRSの臨床的定義が定まったとは言え，その基準が実際にSIRSをどれほど

反映しているかは知る由もなく，敗血症は未だに学術的な疾患概念の域を脱きれていないように思います．現実的に臨床研究をするにあたっては，敗血症を原因疾患別もしくは起炎菌別に分ける必要があると考えています．原因疾患によって当然炎症性サイトカインの動きは異なりますし，そもそも敗血症というのは臨床の場面で人為的に"敗血症"という枠にくくっているだけであり臓器毎でその予後，症状，起炎菌が一緒ではないからです．肺炎，下部消化管穿孔，感染性膵炎，脳炎などがそれぞれ違う疾患であることを想起してみてください．そのため私は臓器別で敗血症を定義できるような modified SIRS スコアが必要なのではないかと考えています．しかしながらこれらに共通して言えることは，SIRS を理解しないと敗血症の理解はできないと言っても過言ではありません．2016 年には qSOFA が登場したため，敗血症の診断基準から SIRS の臨床診断基準が姿を消しましたが，今もなお，SIRS の概念自体は敗血症を語る上で外すことのできない礎となっています．敗血症が SIRS の概念をもとにしていることを忘れてはいけないのです．

敗血症とは？　簡単にまとめると

　敗血症を簡単に言うなら，"感染症"＋"自分の体の免疫力の抑制状態"です．なので感染症との違いは自己免疫力の抑制状態が加わることです．感染症の原因は何でもよいので，色々な原因が敗血症となり得ます．

ブラッシュアップポイント

- 敗血症は感染症と自己免疫力の抑制が入り混ざった状態です（免疫の関与がないとただの感染症です）．
- 敗血症治療は失敗の連続であり，今後は原因や部位毎に分けた敗血症集団の臨床研究や斬新なアプローチが必要となるでしょう．

✏ 参考文献
1) Balk RA, Bone RC. The septic syndrome. Definition and clinical implications. Crit Care Clin. 1989; 5: 1-8.
2) Bernard GR, Francois B, Mira JP, et al. Evaluating the efficacy and safety of two doses of the polyclonal anti-tumor necrosis factor-α fragment antibody AZD9773 in adult patients with severe sepsis and/or septic shock: randomized, double-blind, placebo-controlled phase Ⅱb study. Crit Care Med. 2014; 42: 504-11.
3) American College of Chest Physicians/Society of Critical Care Medicine Consensus Conference: definitions for sepsis and organ failure and guidelines for the use of innovative therapies in sepsis. Crit Care Med. 1992; 20: 864-74.
4) Opal SM, Laterre PF, Francois B, et al; ACCESS Study Group. Effect of eritoran, an antagonist of MD2-TLR4, on mortality in patients with severe sepsis: the ACCESS randomized trial. JAMA. 2013; 309: 1154-62.

COLUMN 風邪も敗血症？

　　　風邪（急性上気道炎）も敗血症と呼んでよいのでしょうか？実は Sepsis-1 や Sepsis-2（第3章参照）の定義を用いると風邪の場合でも敗血症となるケースは多かったのです．風邪で熱が上がると容易に頻脈になり，その時点で SIRS の項目の2項目を満たしてしまい "敗血症" という診断となっていました．

　　しかしながら，"風邪ひいたの？" という言葉はよく耳にしますが，"敗血症になったの？" という表現をする人は皆無です．つまり敗血症とは一般には Sepsis-1 で言うところの "重症敗血症" を指して用いられていたのです．

　　そのため，この矛盾を回避するべく Sepsis-3 では重症敗血症である臓器不全を伴う敗血症をそのまま "敗血症" と呼ぶことにしました．この定義の変更は敗血症を市民によりよく理解してもらう上で非常に重要なポイントとなりました．風邪で臓器障害を伴うことはほとんどないので，2019年の現在では風邪は敗血症ではありません！

CHAPTER
2
メカニズム

　前述したように敗血症は"感染を伴う SIRS"という概念からきていますが，厳密に言えば，この定義ではキャプチャーできていない部分があります．それは代償性抗炎症反応症候群（compensated anti-inflammatory response syndrome: CARS）と呼ばれる反応です[1]．当初は SIRS が敗血症の主な要因と考えられていましたが，近年は CARS の部分も敗血症の病態にとって重要な役割を果たしているように考えられています．

　この章ではメカニズムについてお話します．臨床研究ではメカニズムはわからないので，基礎的な内容が多く理解しにくいところもあるかと思いますが，一緒に勉強していきましょう．

敗血症に関わる DAMPs と PAMPs

　まず感染ですが，細菌，ウイルス，真菌などでそれぞれ異なった認識をする，病原体関連分子パターン（pathogen-associated molecular patterns: PAMPs）が存在します．PAMPs は，グラム陰性桿菌から放出されるエンドトキシンである LPS (lipopolysaccharide)，グラム陽性球菌から放出される PGN (peptidoglycan)，グラム陰性桿菌の鞭毛の成分であるフラジェリン (flagellin)，細菌やウイルス由来の非メチル化 CpG-DNA などがあります．一方で無菌状態でも炎症反応は起こります．傷害関連分子パターン（damage associated molecular patterns: DAMPs）と呼ばれ，破壊または損傷した細胞から放出されます．これらは全て敗血症と深く関連しており，フラジェリンは敗血症だけでなく肺の線維化とも関わっていると考えられています．また CpG-DNA では敗血症だけでなく外傷の免疫系を語る上でも重要なリガンドであり，Toll 様受容体（TLR）9 を活性化させ免疫反応のトリガーと

なります．これら PAMPs をリガンドとした炎症反応は，TLR，NOD 様受容体，RAGE（receptor of advanced glycation endproduct などの PRRs（pattern-recognition receptors）と呼ばれる受容体を介して引き起こされることがわかっています．

その結果，IL-1，IL-6，TNF-α などの炎症性サイトカインが放出されます．さらにフラジェリンの場合には，炎症性サイトカインの放出以外にも，EMT（epithelial-mesenchymal transition）と呼ばれる現象を引き起こすことでフィブロネクチン（fibronectin）や αSMA（平滑筋アクチン）を増加させ，肺などの組織の線維化につながります．また炎症性サイトカインが増加するのがいわゆる SIRS の状態ですが，過剰なサイトカインは時に凝固線溶異常，血管内皮細胞障害などを引き起こし，臨床的にはショックや DIC（disseminated intravascular coagulation，播種性血管内凝固症候群）の状態へと進展することになります．

SIRS と CARS

ショックや DIC に進展するように時間がある程度経過すると，生体では SIRS の反応に引き続き，CARS の反応が起こります．元来 CARS は過剰な炎症を抑えるための抗炎症という生理的な反応なのですが，CARS も反応が強すぎる場合には免疫機能が抑制されて感染が悪化します．つまり敗血症がより重症化し，多臓器不全を助長させることになるのです．SIRS の程度に見合った CARS の反応が起これば よいのですが，しばしばこのバランスは不均衡となるのです．なお CARS の反応は IL-4，IL-10 や TGF-β などの抗炎症性サイトカインの関与が知られており，これらのメディエーターを調節しようという敗血症治療の試みが今も行われています[2]．しかしながら CARS の臨床的な定義は存在しないですし，また SIRS と CARS はそれぞれ独立した状態で存在するとは限りません[3]．そのため近年ではその両方が起こっている病態を総称して PICS（persistent inflammation-immunosuppression catabolism syndrome）という概念で捉えようとする世の中の流れがあります[4]．SIRS と CARS の反応は順番にきている場合もあれば同時に起こる場合もあり，一つの症候群として捉えるほうが自然だという考え方です（ちなみ

に，このPICSは集中治療後症候群であるpost-intensive care syndromeのPICSとは異なるので注意が必要です）．とても受け入れやすい考え方だと思います．

メカニズムの解明に関する未来像

現在までの敗血症のメカニズム解明の多くはエンドトキシンにフォーカスが当てられています．長年にわたり，敗血症のメカニズムの多くがエンドトキシンだけで説明しようとされてきました．しかしながらエンドトキシンも数多くあるなかのPAMPsのたった一つにすぎません．また実際の敗血症患者のエンドトキシンの値は，動物実験でショックを起こす量と比べると圧倒的に少なく，エンドトキシンの影響はあくまでも敗血症性ショックのかなり絞られた一部分だけをみていると考えたほうがよさそうです．後述するPMX治療もエンドトキシンの吸着だけでなく，他の物質の作用が多く影響しているのではと考えられています．敗血症のメカニズム解明のためには，一つの物質にフォーカスをせざるを得ませんが，治療に関してはPAMPs，DAMPsを包括的に治療するという考え方が必要となるでしょう．つまりメカニズム解明は現在も基礎研究で行われている一つ一つの成果を，さらに何十年何百年と積み重ねていくのみです．敗血症治療は一人の研究者のとびぬけた成果でなく，敗血症に関わる研究者全員の総力戦なのです．そのために今も皆で力を合わせて総力戦をしている最中で，筆者も自分にできることを日々粛々とやるのみです．

ブラッシュアップポイント

- 敗血症の発症にはPAMPsとDAMPsの関与は必須です．
- SIRSとCARSのバランスが敗血症の重症度に影響します．

参考文献

1) Bone RC. Sir Isaac Newton, sepsis, SIRS, and CARS. Crit Care Med. 1996; 24: 1125-8.
2) Osuchowski MF, Welch K, Siddiqui J, et al. Circulating cytokine/inhibitor profiles reshape the understanding of the SIRS/CARS continuum in sepsis and predict mortality. J Immunol. 2006; 177: 1967-74.
3) Xiao W, Mindrinos MN, Seok J, et al. Inflammation and host response to injury large-scale collaborative research program. A genomic storm in critically injured humans. J Exp Med. 2011; 208: 2581-90.
4) Hu D, Ren J, Wang G, et al. Persistent inflammation-immunosuppression catabolism syndrome, a common manifestation of patients with enterocutaneous fistula in intensive care unit. J Trauma Acute Care Surg. 2014; 76: 725-9.

CHAPTER

3

敗血症の定義

　敗血症という固有の疾患なのに，どうして定義がコロコロと変わるの？と思われる方もいるかもしれません．例えば，外傷なら大腿骨頸部が折れていれば「大腿骨頸部骨折」という診断は昔も今も普遍的ですよね．ただ例えばX線検査だけで大腿骨頸部骨折を診断していた時代に比べると，MRIを使用して大腿骨頸部骨折の診断ができる現代では，おそらく昔に診断できなかった大腿骨頸部骨折はありそうです．検査する機器や設備の性能によって診断精度は異なります．同じように敗血症も診断ツールとしての定義が変遷してきました．ただ大腿骨頸部骨折と異なるのは，敗血症は目にみえないので，診断基準と定義がそのままイコールとなってしまいます（大腿骨頸部骨折はX線で写らなくても大腿骨頸部骨折はありますが，敗血症では敗血症の診断基準に当てはまらないものは全て敗血症ではないということになります）．目にみえないので，その定義が敗血症の本質を捉えているのかどうかの見極めが非常に難しいです．

敗血症の定義の変遷

　敗血症の最初の定義は1991年に"感染に伴うSIRS（全身性炎症反応症候群）"が敗血症（Sepsis-1）として誕生しました．わかりやすく明確な基準であったため長い間使われてきましたが，2001年に欧州や米国の専門家を中心に定義が改定されました（Sepsis-2）[1] 表2 ．この定義は，米国集中治療医学会（Society of Critical Care Medicine: SCCM），米国胸部疾患医学会（American College of Chest Physicians: ACCP），欧州集中治療医学会（European Society of Intensive Care Medicine: ESICM），米国胸部医学会（American Thoracic Society: ATS），米国外科感染症学会（Surgical

10

表2 2001 年に発表された敗血症の定義（Sepsis-2）
(Levy MM, et al. Crit Care Med. 2003; 31: 1250-6[1]より作成)

感染症の確定もしくは疑いがあり，かつ以下のいくつかを満たす（項目数規定なし）
(1) 全身所見
- 発熱: 核温＞38.3℃
- 低体温: 核温＜36℃
- 頻脈: 心拍数＞90 回/分，もしくは＞年齢平均の 2 SD
- 頻呼吸
- 精神状態の変容
- 著明な浮腫または体液過剰: 24 時間で輸液バランス 20 mL/kg 以上
- 高血糖: 糖尿病の既往のない状態で血糖値＞120 mg/dL
(2) 炎症所見
- 白血球上昇＞12,000/μL
- 白血球低下＜4,000/μL
- 白血球正常で 10%を超える幼若白血球
- CRP＞基準値の 2 SD
- プロカルシトニン＞基準値の 2 SD
(3) 循環変動
- 血圧低下: 収縮期血圧＜90 mmHg，平均血圧＜70 mmHg，もしくは成人では正常値より 40 mmHg を超える低下，もしくは年齢に対する正常値の 2 SD 未満
- 混合静脈血酸素飽和度（SvO$_2$）＞70%
- 心係数（CI）＞3.5 L/分/m^2
(4) 臓器障害所見
- 低酸素血症: PaO$_2$/FiO$_2$＜300 mmHg
- 急性乏尿: 尿量＜0.5 mL/kg/時が少なくとも 2 時間持続
- 血中クレアチニン値の増加: ＞0.5 mg/dL
- 凝固異常: PT-INR＞1.5，もしくは APTT＞60 秒
- イレウス: 腸蠕動音の消失
- 血小板減少: ＜10 万/μL
- 高ビリルビン血症: ＞4 mg/dL
(5) 組織灌流所見
- 高乳酸血症＞1 mmol/L
- 毛細血管の再灌流減少，もしくは斑状皮膚所見

Infection Society: SIS）の 5 学会が合同で作成していたため，当初広く普及することが期待されていました．しかしながら実際には Sepsis-2 はほとんど普及することなく Sepsis-1 がそのまま踏襲されることになります．せっかく期待されて改定したのになぜでしょうか？

　Sepsis-2 の評価項目は多いのですが，何項目満たすと敗血症となるのかが具体的に決まっていませんでした．また 20 項目以上の評価項目があり全ての項目を暗記するのも難しく，診断するのに時間がかかります．言うなれば Sepsis-1 で敗血症という疾患概念から脱却し臨床現場での定義を明確にしたのに対し，Sepsis-2 ではその明確な部分を消してしまったのです．そのため実臨床では使いにくく，Sepsis-1 がほぼそのまま使用されることとなりまし

表3 qSOFA スコア
(Singer M, et al. JAMA. 2016; 315: 801-10[4])より作成)

項目	点数
収縮期血圧 100 mmHg 未満	1
呼吸数 22 回/分以上	1
意識状態の変化	1

感染症が疑われた患者で上記の 3 項目のうち 2 項目以上が陽性となると敗血症と診断できます.

た. さらに 2012 年には Sepsis-1 と Sepsis-2 のどちらの基準が優れているかの検討がなされました[2]. Sepsis-1 は感度 94.6%, 特異度 61.0%, AUROC (areas under the receiver operating characteristic curve) が 0.778 であり, Sepsis-2 は感度 96.9%, 特異度 58.3%, AUROC が 0.776 とほぼ変わらず, 両基準の間には統計学的にも有意な差は認められませんでした. この結果はさらに Sepsis-1 をそのまま使おうという流れを後押しすることになります.

　SIRS のような全身性炎症の定義を模索してきましたがよい定義がみつからず, それでは炎症の結果進展する臓器障害に着目しようという流れになります. Kaukonen らは 117 万人もの臓器障害を伴う敗血症を調べた結果, 12.1% は SIRS 基準を満たしていないことを報告しました[3]. しかしながら SIRS 基準を満たしていた臓器障害を伴う敗血症のグループは, SIRS 基準を満たしていないグループよりも死亡率は高いものであったため SIRS 基準は完全に有用ではないとも言い切れません. 一方で, 明確な基準のない定義の作成は混乱をきたすという Sepsis-2 の教訓もあります. そのようななかで議論を重ねた結果, 2016 年に「敗血症および敗血症性ショックの国際コンセンサス定義第 3 版 (Sepsis-3)」が発表され, 敗血症の定義が再度変更されました[4]. 従来の敗血症の定義に比べ臓器障害が重視され, また敗血症をより早く, そして正確に診断できるようになります. 新しい敗血症の診断基準では外来や病棟では quick SOFA〔quick Sequential (Sepsis-related) Organ Failure Assessment: qSOFA〕, 集中治療室 (ICU) では SOFA スコアを使うことが提案されたのです **表3** **表4** .

　なぜ qSOFA というツールになったのでしょうか？　それは通常の SOFA

表4 SOFA スコア (Singer M, et al. JAMA. 2016; 315: 801-10[4])より作成)

	0	1	2	3	4
呼吸器 PaO$_2$/FiO$_2$ (mmHg)	≧400	<400	<300	<200＋人工呼吸	<100＋人工呼吸
凝固能 血小板数（×10^3/μL）	≧150	<150	<100	<50	<20
肝臓 ビリルビン (mg/dL)	<1.2	1.2〜1.9	2.0〜5.9	6.0〜11.9	>12.0
循環器	平均血圧≧ 70 mmHg	平均血圧< 70 mmHg	DOA<5γ または DOB	DOA 5.1〜15γ または Epi≦0.1γ または NOA≦0.1γ	DOA>15γ または Epi>0.1γ または NOA>0.1γ
中枢神経 Glasgow Coma Scale	15	13〜14	10〜12	6〜9	<6
腎 クレアチニン (mg/dL)	<1.2	1.2〜1.9	2.0〜3.4	3.5〜4.9	>5.0
尿量（mL/日）				<500	<200

DOA: ドパミン　DOB: ドブタミン　Epi: エピネフリン　NOA: ノルアドレナリン

スコアでは血液ガス検査の結果が必要となりますし，そのスコアを算出するのに時間がかかるため，簡便な qSOFA を用いるほうが現場に合っているという考え方です．さらに qSOFA による予測死亡率（AUROC＝0.81; 95% CI，0.80-0.82）は SOFA のそれ（AUROC＝0.79; 95% CI，0.78-0.80）と比べ高いものでした（P<0.001）．簡便で正確なら，qSOFA を使いたいと多くの人が考えるのは頷けます．しかしながら Sepsis-3 での qSOFA 使用の推奨は救急外来と病棟に限定されていました．それでは ICU での qSOFA は使用できるのでしょうか？

qSOFA は ICU で使用可能でしょうか？

ICU の場合は救急外来の使用のように単純ではありません．ICU での予測死亡率に関して qSOFA の使用は SOFA に比べて劣っている（AUROC＝qSOFA: 0.66，SOFA: 0.74）と Sepsis-3 の発表時に示されていました[5]．これらのデータは北アメリカとドイツのデータのみでしたので，その後新たにニュージーランドとオーストラリアでの検証が 2017 年に発表されまし

た[6]．このデータでも院内予測死亡率に関して qSOFA は SOFA に比べて劣っていました．つまり現時点では，ICU では SOFA の使用のほうが望ましいという一定の見解が得られたように思いますが，ある意味 SOFA のほうが入力すべき項目も多いため，当然と言えば当然の結果とも言えます．しかしながら SOFA スコアの点数を覚えている医療従事者はあまりいないため，今後はICUでもより現場で使いやすい修正qSOFAスコアの開発が望まれます．

病院前診療での qSOFA

　次に病院前診療での qSOFA の使用をみてみましょう．2016年に病院前診療の場面での sSOFA の有効性に関して報告がありますが[7]，この研究では敗血症と敗血症性ショックの診断に qSOFA の使用を試みました．結果ですが，感度はなんとたったの 17.4％という結果でした！　そのため，年齢や介護施設に住んでいるなどの項目を追加して修正 qSOFA スコア（qSOFA PLUS）も検討しています．しかしながら qSOFA PLUS でもよい結果は得られませんでした．このような結果となった理由ですが，病院前の血圧と呼吸数は救急外来の数値とあまり一致していません．病院前診療では野外や動く救急車内で血圧や呼吸数を評価せざるを得ない場面が多く，これらをきちんと評価することが難しいのです．そのため現時点では病院前診療で qSOFA の使用を支持する結果は得られていませんが，qSOFA の利点である"簡便さ"は病院前診療では強く求められています．今後の研究に期待したいところです．

敵か，味方か，qSOFA！　qSOFA の限界と可能性とは?

　簡易なスコアで高率に敗血症の死亡率を予測できる qSOFA スコアですが，限界もあります．Askim らは救急外来における qSOFA による敗血症の診断の感度はたったの 32％であったと報告しています[8]．また同様にqSOFA を用いた敗血症の死亡率の予測も，SIRS スコアに劣っていました．救急外来と言っても日本の救命センターのような 3 次救命施設ですと，ほとんど ICU 入室レベルの患者ばかりであるため ICU の qSOFA 使用と似たような意味合いとなり，qSOFA よりも SOFA のほうがよい可能性があります．

つまり一概に救急外来と言っても，施設や国によっても患者層は大きく異なるのです．また国毎で平均血圧値は異なりますが[9]，qSOFA ではこれらは考慮されていません．今後これらがどの地域や施設で有用かの検証が必要になると思われます．またあくまで qSOFA の開発目的は SOFA より優れているスコアでなく，SOFA と同等の精度で簡便なスコアを目指しています．重症度予測のみにポイントを絞れば，当然煩雑にすると AUC（area under the curve）つまり予測できる可能性は高くなるわけですが，そうすると臨床の現場では逆に使いにくくなります．そういう意味では，このバランスをよい具合に保っているのが，この"qSOFA スコア"なのです．血圧，呼吸数，意識レベルのみの評価ですので敗血症以外にも使用できる可能性は十分にあります．

　しかしながら裏を返しますと，"SIRS"や"敗血症"という症候群は定義があって初めて診断できることになります．このことは敗血症の診断マーカーの良し悪しの議論，治療成績や予後を検討するときに非常に大きな問題をも引き起こします．つまり定義がなければ診断できない疾患に対する診断マーカーを比較する場合に，診断の正確性を評価できないのです．これらの問題は DIC（disseminated intravascular coagulation，播種性血管内凝固症候群）や ARDS（acute respiratory distress syndrome, 急性呼吸窮迫症候群）でも同様に起こっており，死亡率の予測精度がよいものを診断基準とする風潮があります．つまり診断する最大の目的は"治療をすること"であるため，予後と関連のある，もしくは予後を改善する診断基準が臨床の現場では望まれているのです．簡便で治療に速やかに結びつく qSOFA は臨床医にとって待ち焦がれた診断基準なのですが，敗血症の病態解明を進めている基礎研究者にとっては意味のわからない基準となったのです．このように臨床と研究のギャップは未だにありますが，新しい診断基準がまた数年後に世間を騒がせるかもしれません．

ブラッシュアップポイント

- 救急外来では qSOFA，ICU では通常の SOFA スコアを使用します．
- 病態を重視した SIRS 基準と死亡予測を重視した qSOFA の特徴を理解しましょう．

参考文献

1) Levy MM, Fink MP, Marshall JC, et al; SCCM/ESICM/ACCP/ATS/SIS. 2001 SCCM/ESICM/ACCP/ATS/SIS International Sepsis Definitions Conference. Crit Care Med. 2003; 31: 1250-6.
2) Zhao H, Heard SO, Mullen MT, et al. An evaluation of the diagnostic accuracy of the 1991 American College of Chest Physicians/Society of Critical Care Medicine and the 2001 Society of Critical Care Medicine/European Society of Intensive Care Medicine/American College of Chest Physicians/American Thoracic Society/Surgical Infection Society sepsis definition. Crit Care Med. 2012; 40: 1700-6.
3) Kaukonen KM, Bailey M, Pilcher D, et al. Systemic inflammatory response syndrome criteria in defining severe sepsis. N Engl J Med. 2015; 372: 1629-38.
4) Singer M, Deutschman CS, Seymour CW, et al. The Third International Consensus Definitions for Sepsis and Septic Shock (Sepsis-3). JAMA. 2016; 315: 801-10.
5) Seymour CW, Liu VX, Iwashyna TJ, et al. Assessment of clinical criteria for sepsis: For the Third International Consensus Definitions for Sepsis and Septic Shock (Sepsis-3). JAMA. 2016; 315: 762-74.
6) Raith EP, Udy AA, Bailey M, et al. Prognostic accuracy of the SOFA score, SIRS criteria, and qSOFA score for in-hospital mortality among adults with suspected infection admitted to the intensive care unit. JAMA. 2017; 317: 290-300.
7) Dorsett M, Kroll M, Smith CS, et al. qSOFA has poor sensitivity for prehospital identification of severe sepsis and septic shock. Prehosp Emerg Care. 2017; 21: 489-97.
8) Askim Å, Moser F, Gustad LT, et al. Poor performance of quick-SOFA (qSOFA) score in predicting severe sepsis and mortality—a prospective study of patients admitted with infection to the emergency department. Scand J Trauma Resusc Emerg Med. 2017; 25: 56.
9) NCD Risk Factor Collaboration (NCD-RisC). Worldwide trends in blood pressure from 1975 to 2015: a pooled analysis of 1479 population-based measurement studies with 19・1 million participants. Lancet. 2017; 389: 37-55.

COLUMN **qSOFA は肺炎に有効か？**

　　肺炎の重症度スコアには A-DROP や CRB-65 がよく使用されますが，救急外来で qSOFA の使用が肺炎の重症度スコアとして役に立つという報告が 2016 年に Chen らにより発表されました[1]．彼らは CRB-65 よりも qSOFA のほうが，死亡や ICU の入室予測に役立ったと結論付けています．CRB-65 は長い間，肺炎の重症度スコアとして使用されてきたので，驚きとインパクトのある結果であると思います．一方で視点を変えますと，肺炎も臓器障害を伴う感染症という意味では Sepsis-3 の"敗血症"の診断基準を満たすものが多いと思われ，qSOFA が救急外来での敗血症の診断基準に使用されるということは，敗血症に含まれる肺炎の重症度予測にも役立つことは理にかなっているのです．

🔗 参考文献
1) Chen YX, Wang JY, Guo SB. Use of CRB-65 and quick Sepsis-related Organ Failure Assessment to predict site of care and mortality in pneumonia patients in the emergency department: a retrospective study. Crit Care. 2016; 20: 167.

CHAPTER 4

疫学・予後・認知度

　敗血症の疫学・予後・認知度は経時的に変化し，また住んでいる場所や環境によっても変化します．そして加齢や免疫状態などの個々の生体の要素も加わり，色々な要因が複雑にからまり敗血症の疫学を形成しているのです．そのため非常に流動的であり，その時の疫学を正確に捉えることが難しいのです．

敗血症の現況を知る

　現在，世界では約 2,700 万人が罹患し，うち約 800 万人が死亡していると言われており，とても頻度の高い疾患となっています．米国，ドイツ，オーストラリア，台湾，ノルウェー，スペイン，スウェーデンの 7 カ国を対象にした研究では，1979〜2015 年における敗血症の死亡率は 17%，重症敗血症の死亡率は 26% でした[1]．一方で日本での死亡率ですが，2007 年に日本集中治療医学会 Sepsis Registry 委員会が実施した調査では，重症敗血症・敗血症性ショックの死亡率は，ICU 死亡率 30.8%，28 日死亡率 36.4%，院内死亡率 37.6% でした[2]．また人種や国によっても敗血症の予後は異なります．2001 年に米国で発表された重症敗血症の死亡率は 28.6% でした[3]．その後死亡率は年々改善してきており，2016 年の 15.0% と報告され，その予後は治療の進歩とともに改善の一途をたどっています[4]．しかしながら，世界的にみると先進国では敗血症の予後は改善傾向にありますが発展途上国では死亡率が高くグローバルな問題となっています．

　一方で罹患率は年々増加しています．原因として人口の高齢化や広域抗菌薬に対する細菌の耐性化などがあります．また今まで診断されていなかった敗血症が診断されるようになり，罹患率が増えている側面もあると思います．

またこれほど話題になった疾患であるにもかかわらず，「敗血症」という病名は認知度が低く，世間一般にはあまり知られていません．それはなぜでしょうか？

敗血症は肺の病気？　世間で知られていない敗血症

「敗血症」というと，だいたい世間一般の方からは「何それ」とか「肺の病気？」とか，と聞き返されます（このときのハイは「敗」ではなく「肺」lungの意味のほうです）．その場合，私は"感染症が原因で臓器にダメージがある"という感じで説明していますが，「敗血症」を患者さんに説明するのも難しいのです．SIRSがどうだとか，qSOFAがこうだとか，と説明しても患者さんにはあまり意味がありませんよね．私は，敗血症の認知度が低いのは，臓器別でないため疾患のイメージがしにくいことが大きな要因だと考えています．実はほとんどの人は無意識のうちに，病気を想像するとともに臓器も想像しているのです．熱傷と言えば高温による皮膚の創傷，肺炎と言えば肺の炎症，胆石と言えば胆嚢内の結石，といった感じです．なので敗血症ではこのような臓器にしがみついた固定概念をひっくり返す必要があります（救急医学の分野はこのように固定概念を変えるのが大きな仕事です）．

余談ですが，一般的には敗血症の原因で言えば肺炎が一番多いので，「敗血症は肺の病気？」はあながち間違っていると言えない気もしますね（笑）.

敗血症の公衆衛生的課題

課題は色々とありますが，有病率や重症度に地域差があること，治療にも地域差があること，敗血症に進展しないように予防可能なものでも国や自治体の政策により予防できていないこと，などがあげられます．2017年にはWHO（World Health Organization）総会において，「敗血症の予防のため国家主導のワクチン接種」，「敗血症を予防するため周産期管理，公衆衛生の改善」などが決議されました．また同年にはドイツでG20の各国首脳が集まりハンブルグ宣言も採択されました．薬剤耐性について，ワンヘルスアプローチに基づく国別行動計画を実施することや，抗微生物薬の研究開発のた

めの新たな国際的連携ハブの設立などが，国際的な敗血症対策として宣言されています．いずれも2017年の動向であり，まさに今，敗血症は公衆衛生上の改善が強く求められています！

　この章では疫学について紹介しました．近い将来，敗血症は認知度を高めるとともに医療関係者や国はその死亡率をより身近に感じ，さらなる対策に迫られることになるでしょう．

ブラッシュアップポイント

- 発展途上国では敗血症の予後は悪い一方で，先進国においては敗血症の予後は改善傾向にあります．
- 現在の日本において敗血症の認知度は低く，皆で認知度を上げる努力をしましょう．

参考文献
1) Fleischmann C, Scherag A, Adhikari NK, et al. Assessment of global incidence and mortality of hospital-treated sepsis. Current estimates and limitations. Am J Respir Crit Care Med. 2016; 193: 259-72.
2) 日本集中治療医学会 Sepsis Registry 委員会．日本集中治療医学会第1回 Sepsis Registry 調査―2007年の重症敗血症および敗血症性ショックの診療結果報告．日本集中治療医学会雑誌．2013; 20: 329-34.
3) Angus DC, Linde-Zwirble WT, Lidicker J, et al. Epidemiology of severe sepsis in the United States: analysis of incidence, outcome, and associated costs of care. Crit Care Med. 2001; 29: 1303-10.
4) Rhee C, Dantes R, Epstein L, et al; CDC Prevention Epicenter Program. Incidence and trends of sepsis in US hospitals using clinical vs claims data, 2009-2014. JAMA. 2017; 318: 1241-9.

COLUMN　**世界敗血症連盟とは？**

　　世界敗血症連盟（Global Sepsis Alliance: GSA）は敗血症のため心臓の拍動が3回打つ度に敗血症で亡くなる人がいる（数秒に1人というペースで死者が出ている）という危機的状況を打開するために設立された非営利団体です．すでに世界中で70カ国以上が参加しており，敗血症の予後や認知度を上げるために様々な活動を行っています．毎年9月13日を世界敗血症デーと定めており，世界各地で敗血症に関するイベントが開催され，日本では日本集中治療医学会が中心になって活動されており，世界敗血症デーでは「ストップ敗血症，命を救え」を合言葉に，市民公開講座，ライブイベント，パネル展示などを行っています（写真）．

　敗血症という病気を一般の人にももっと知って欲しいものです．

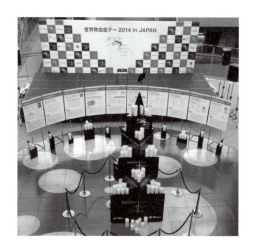

第4章　疫学・予後・認知度

CHAPTER

5

診療ガイドラインの比較からみる
諸外国の敗血症事情

　敗血症は国が違えば罹患率や死亡率など異なりますし，また治療方針など
も大きく異なります．例えば敗血症患者のサイトカイン吸着療法は米国では
ほとんど行われておりません．一方で日本や欧州の一部では盛んに行われて
おり，地域性や国民性を垣間みることができます．このように一言で敗血症
と言ってもその診療方針などは国によって様々であるため，敗血症は診療ガ
イドラインがユニバーサルなものではなく，その地域にあった敗血症診療ガ
イドラインを作成する必要があると思います（地域差がない疾患に関しては
この限りではありません）．

　私は救急医のキャリアの初めのころ，診療ガイドラインは世界で一つでよ
いのではと考えていました．そしてなんとなくアメリカは医療が進んでいる
のではという根拠のない漠然としたイメージがあったため，SCCM（Society
of Critical Care Medicine）の作った診療ガイドラインを日本も含めた世界
中で使用すべきと考えておりました．次第に敗血症について知識や経験が深
くなっていくのに連れて，今はユニバーサルなものも重要なのですが，地域
特性にあった診療ガイドラインを使用したほうがよいのではと考えていま
す．また診療ガイドラインの方法論が確立されていない時代には，国際的な
診療ガイドラインを使用したほうが正確そうな気がしましたが，現在の日本
では大きくガイドライン文化が発展を続けています．

Dr 近藤の視点からみた SSCG 2016
（米国と欧州合同の敗血症診療ガイドライン）

　言わずと知れた SSCG（Surviving Sepsis Campaign Guideline）2016[1]
であり，93 の推奨文を提示し，敗血症の主要なテーマを網羅し非常にまと

| 表5 | GPS の要件 |

- 記述は明瞭で行動を促すものか？
- そのメッセージは真に必要か？
- 真の利益が大きく明確か？
- エビデンスを集めてまとめるのが難しいか？
- 公衆衛生のガイドラインであるなら，考慮されるべき特異的な問題（公平性など）があるか？
- 根拠が明白であるなかで作成されているか？
- 通常の GRADE システムを用いた推奨より優れているか？
※以上の項目の全てを満たす必要あり

まっています．またそれぞれのリサーチクエスチョンに対し，できるだけ推奨を出そうと，good practice statement（GPS）というシステムを採用したことは大変素晴らしいです[2] 表5．GRADE（grading of recommendations, assessment, development and evaluation）システムの方法論に長けた専門家と図書館司書が参画し，軸となる推奨の方法論を固めています．GPS は簡単に言うと，"当たり前のことに対する推奨"です．例えばですが，敗血症に対して抗生物質を投与しない医師はいないと思います．このような場合，当然のことであるためわざわざそれを検証するような RCT（randomized controlled trial）がないということが起こり得ます．このような場合GPS がないと，"RCT がないので GRADE による推奨ができない！"となってしまいますので，GPS がその矛盾点を埋める手段となります．通常のメタ解析をもとに推奨を出す古典的な GRADE と GPS を組み合わせることでよりよいガイドライン作成に取り組んだことは，SSCG 2016 の大きな強みです．

Dr 近藤の視点からみた J-SSCG 2016 （日本版敗血症診療ガイドライン）

J-SSCG 2016[3]は，私としては注目すべき点は体温管理と PICS（post-intensive care syndrome: 集中治療後症候群）であると思います．

体温管理の項目は他のガイドラインでは取り上げられておらず，また J-SSCG 2016 には"発熱を伴う敗血症患者に対して，ルーチンの解熱療法を実施しないことを弱く推奨する"と記載されています．よく看護師から"先

生，熱があるんですけどカロナール®（アセトアミノフェン）使いますか？"
という電話があるのではないでしょうか．症状に合わせて使用すればよいと
のことで，日常臨床に求められたクリニカルクエスチョン（CQ）であると思
いますし，システマティックレビューとメタ解析の結果からきちんと導き出
された回答であることも素晴らしいです（なかなか科学的根拠を持って回答
を出すことが難しいので）．

　次は PICS ですが，PICS は SSCG 2016 で取り上げられておらず，今後
SSCG 2016 が日本発の J-SSCG の後を追っていく分野となり得る可能性を
秘めています．J-SSCG 2016 において，PICS 予防に早期リハビリテーショ
ンを行うことは弱く推奨されています．一般的に ICU にいる敗血症患者では
リハビリテーションを行うことは利益を生む可能性が高いですが，超急性で
全身状態が不安定な場合には，生体にとって運動負荷となり不利益となる可
能性があります．そのため，個々の病態や全身状態に合わせて，リハビリ
テーションを積極的に行う必要があると思います．"全身状態に合わせる"と
言うと，何か曖昧で判断が難しいかのような印象を受けますが，医師として
の常識的な範囲で判断すればそれで十分です．今後の J-SSCG 2016 の改定
も目が離せません．

その他の敗血症ガイドライン

　上記以外の敗血症のガイドラインとして，2008 年にはカナダからの
CAEP（Canadian Association of Emergency Physicians）ガイドライ
ン[4]，2017 年では NICE（National Institute for Health and Care Excel-
lence）ガイドライン[5]がありますが，あまり普及していません（NICE 自体
はイギリスを起源として，1999 年に設立され NHS（National Health Ser-
vice）の保健医療専門家に対して達成可能な最高水準のケアを患者に提供す
るための助言などを行っています．敗血症以外のガイドラインでは概ね大き
な影響力を持っています）．また熱傷ですが，熱傷は常に SIRS の状態にある
ため，qSOFA スコアも常に陽性となってしまい敗血症でなくても診断基準
を満たしてしまうことが問題となっていました．そのため米国熱傷学会に
よって提唱された熱傷独自の敗血症診断基準が用いられています 表6 ．体

表6 米国熱傷学会による熱傷の敗血症診断基準 (Greenhalgh DG, et al. J Burn Care Res. 2007; 28: 776-90[6])より引用)

1. Temperature: >39℃ or <36.5℃
2. Progressive tachycardia: >110 beats per min
3. Progressive tachypnea:
   a. >25 breaths per minute not ventilated
   b. Minute ventilation>12 L/min ventilated
4. Thrombocytopenia (not applied until 3 d after initial resuscitation): <100,000/μL
5. Hyperglycemia (in the absence of preexisting diabetes mellitus)
   a. Untreated plasma glucose>200 mg/dL or equivalent mM/L
   b. >7 units of insulin/hr intravenous drip
   c. Significant resistance to insulin (>25% increase in insulin requirement over 24 hr)
6. Inability to continue enteral feedings>24 hr
   a. Abdominal distension
   b. High gastric residuals (residuals two times feeding rate)
   c. Uncontrollable diarrhea (>2,500 mL/d)

※熱傷患者において上記の6項目のうち3つ以上を満たすと敗血症と診断できる

 体温・脈拍・呼吸数の項目はSIRSの診断基準でも含まれていますが,「血小板値・血糖・経腸栄養が可能か？」という項目がSIRS基準と決定的に違うところです．また熱傷の敗血症診断基準に関してはqSOFAのようなアップデートがなく，ずっとこの診断基準が用いられており，今後は科学的根拠に基づく改定が望まれます．

 読者の皆さん，ガイドラインは必ずチェックしてスタンダードな治療を知っておきましょう．また同時にガイドラインは医師にその治療を強制するものではありません．ガイドラインを参照しながら，個々の患者さんに合ったベストな治療法を選択するのが，私たちの役目です．患者さんに合ったベストな治療法は，ガイドラインを作成した人や偉い先生にもできません．毎日患者さんに寄り添っている，皆さんの大事な役割なのです．

ブラッシュアップポイント

- J-SSCG 2016 のPICSの項目に注目．
- 熱傷は常にSIRS状態であり，敗血症診断は難しいです．

参考文献

1) Rhodes A, Evans LE, Alhazzani W, et al. Surviving Sepsis Campaign: International Guidelines for Management of Sepsis and Septic Shock: 2016. Crit Care Med. 2017; 45: 486-552.
2) Guyatt GH, Schünemann HJ, Djulbegovic B, et al. Guideline panels should not GRADE good practice statements. J Clin Epidemiol. 2015; 68: 597-600.
3) Nishida O, Ogura H, Egi M, et al. The Japanese Clinical Practice Guidelines for Management of Sepsis and Septic Shock 2016 (J-SSCG 2016). Acute Med Surg. 2018; 5: 3-89.
4) Green RS, Djogovic D, Gray S, et al; CAEP Critical Care Interest Group. Canadian Association of Emergency Physicians Sepsis Guidelines: the optimal management of severe sepsis in Canadian emergency departments. CJEM. 2008; 10: 443-59.
5) Tavaré A, O'Flynn N. Recognition, diagnosis, and early management of sepsis: NICE guideline. Br J Gen Pract. 2017; 67: 185-6.
6) Greenhalgh DG, Saffle JR, Holmes JH 4th, et al. American Burn Association consensus conference to define sepsis and infection in burns. J Burn Care Res. 2007; 28: 776-90.

CHAPTER 6

敗血症とメタ解析

　敗血症に関する研究は数多くありますが，同じようなリサーチクエスチョンの RCT でも違う結果となることもあり，"いったい，どれが正しいのだろう?" と思うことはありませんか? そのような時にはシステマティックレビューとメタ解析を行うと一つの結論に集約することができて有用です．実際に多くのメタ解析が敗血症分野で行われています．

システマティックレビューとは?

　レビューにはいくつか種類があります．ナラティブレビュー（narrative review: NR）は自身の考えに沿った論文を引用して，自己の論旨を強調するものですが，システマティックレビュー（systematic review: SR）においては，網羅的・系統的な文献検索が不可欠な作業として求められます．また系統的な検索の結果，PICO（第 41 章参照）に合った論文の結果を統合する解析がメタ解析となります．なので当然 NR，SR，メタ解析はそれぞれ別のものとなります．一般にレビューという場合には NR のことを指すことが多いですが，SR のように自身の仮説を支持する論文も支持しない論文も検索して拾うことは，より客観性を持ちます．また単一の RCT ではその個々の研究条件により結果が異なることもあり，複数の RCT を組み合わせた結果というのが気になるかと思います．そのため近年では，RCT などの研究結果を SR とメタ解析に基づき，統合された一つの結論が望まれています．

実際に SR やメタ解析をやってみよう

　これら SR とメタ解析を実際に行うにあたり，注意しなければいけないポ

イントがいくつかあります．まず，始める前にはその研究プロトコルを PROSPERO（International prospective register of systematic reviews）へ事前に登録を行う必要があります[1]．事前登録のないメタ解析は，その時点でかなり厳しいものになりかねません（一部の雑誌では事前登録がないという理由だけで投稿すら受け付けてもらえません）．さらにプロトコル論文を作成・掲載しておくと，その後の論文検索や解析のプロセスがより明確化され，読み手だけでなく実施者側にとっても作業がスムースになります．次に，論文化を支援する様々なツールや解析ソフトがありますので，これらを活用しない手はありません．一部の機能は有料ですが，無料でもほとんど問題なく使用できます．私はSRの際に，Rayyan, Covidenceと呼ばれるSR支援ソフトを使っています[2,3]．

　論文執筆に関してはPRISMA（Preferred Reporting Items for Systematic Reviews and Meta-Analyses）statementを遵守しながら順序よく書いていきましょう[4]．PRISMAに定められた要件を満たしていなければ一流誌に掲載されることは困難です（似たような言葉でPRISMA-Pというものがありますが，こちらはメタ解析のプロトコル論文の規約です）．

　近年では診療ガイドラインを閲覧・作成するにあたりSR，メタ解析の知識や経験は必要不可欠なものとなってきています．SRをいくら勉強しても実践に勝るものはありません．論文を読むだけでなく，皆さんも実際にメタ解析論文を書いてみましょう．読むだけの時よりも得るものは大変多く，新しい価値観が芽生えてきます．

敗血症とメタ解析の実例

　筆者らのメタ解析の実例をここで少し紹介します．日本では敗血症診断の補助マーカーとしてプレセプシンを使用する施設があり，実際に保険収載されています．世界的にはプロカルシトニンが使用されているために，プレセプシンがどの程度敗血症の診断能があるかを「診断メタ解析」というメタ解析のなかでも少し変わった手法で検討してみました[5]．

　診断メタ解析は通常の治療効果を比較検討するメタ解析と異なり，診断能を比較します．通常診断能は診断する状況によって異なりますが（有病率や

検査前確率によって左右されるため），この部分を階層化サマリーROC曲線を用いて補正しています．また診断メタ解析では，その診断ツールを比較する際に間接比較（一つのマーカーが別々の研究に含まれており，研究条件が異なるため直接比較できない）と直接比較（二つのマーカーが同時に一つの研究に含まれており，同一研究内で比較されている）に分かれますが，その両方の手法で検討しました．この診断メタ解析研究の結論としては，プレセプシンもプロカルシトニンも同等でした．つまりプロカルシトニンが使用できる施設はプロカルシトニンを測定すればよいし，プレセプシンが測定できる施設があればプレセプシンを測定すればよいということになります．どちらかが測定できればよいわけです．

　このように条件の異なる研究から一つの結論を導き出せるということはメタ解析の大きな魅力となります．皆さんも是非トライしてみてください！

ブラッシュアップポイント
- RCTで結着のつかない敗血症研究ではメタ解析も有用．
- 自分でSRやメタ解析をやってみよう！

参考文献
1) PROSPERO＜https://www.crd.york.ac.uk/PROSPERO/＞（2019/3/17にアクセス済）
2) Rayyan＜https://rayyan.qcri.org/welcome＞（2019/3/17にアクセス済）
3) Covidence＜https://www.covidence.org/home＞（2019/3/17にアクセス済）
4) PRISMA＜http://www.prisma-statement.org/＞（2019/3/17にアクセス済）
5) Kondo Y, Umemura Y, Hayashida K, et al. Diagnostic value of procalcitonin and presepsin for sepsis in critically ill adult patients: a systematic review and meta-analysis. J Intensive Care. 2019; 7: 22.

COLUMN 重症患者における 28 日死亡と 90 日死亡の意義

　　よく RCT などの臨床研究のアウトカムの設定で 28 日死亡，90 日死亡と設定されているものをみかけますが，28 日死亡と 90 日死亡にはどのような意義があるのでしょうか．重症患者に対して，各病態をもとに考えていきましょう．

　疾患によってその意義や重要度は大きく異なります．例えば外科手術後患者の 28 日死亡と，90 日死亡の解釈はどうでしょうか？　一般に 28 日死亡は，基本は手術による影響で死亡したと解釈し，90 日死亡では原疾患の悪化による死亡と解釈することが多いです．手術の影響があるのは 28 日までくらいが妥当で，90 日も経てば手術以外の要因が大きいという考えからくるものです．そのため，研究目的によってどちらのアウトカムをみたいか（もしくはその両方か）が変わってきます．

　それでは心肺停止患者の 28 日の神経学的予後，90 日の神経学的予後の解釈はいかがでしょうか．未だ議論のある点ではありますが，心肺停止患者の神経学的予後においては，28 日も 90 日もあまり差がないことが知られています．そのため，両方のアウトカムを設定する必要はないかもしれません（もちろん労力を無視すれば，両方あるほうがよいのですが）．心肺停止患者では長期予後を観察するには 90 日では不十分で，例えば長期の神経学的予後などを調べたいのであれば 1 年後など，より長期のアウトカムの設定が必要です．

　敗血症では，28 日死亡と 90 日死亡の解釈はいかがでしょうか．敗血症ではなかなかわかっていないことが多いのですが，敗血症性ショックなどの重症群において，28 日死亡は ICU〜一般病棟での死亡のアウトカム，90 日死亡は一般病棟〜外来通院での死亡アウトカムとして解釈されます．そのため 28 日死亡と 90 日死亡では意味合いが異なるため，質の高い敗血症研究においては，その両方が測定されています．

　これらはあくまでも目安ではありますが，論文を読んだり，また実際に研究をやる上で参考になれば幸いです．

CHAPTER 7

診断・重症度マーカー

　敗血症の診断にはまず"感染症がある，もしくは感染症を疑う"ことが重要です．2016年のSepsis-3の診断基準により，感染症が確定もしくは感染が疑われる場合には，外来や病棟ではqSOFA，ICUではSOFAスコアを使って敗血症を診断します 図2 ．重要な点は敗血症と敗血症性ショックしか診断基準はなくなり，昔よく使われていた重症敗血症という言葉は消えてしまいました．また実は，敗血症性ショックの診断は初期蘇生をした後にしか確定診断できません．具体的には十分な輸液を含めた初期蘇生を行った後に，① 平均血圧≧65 mmHgの維持に血管作動薬を必要とする，② 血清乳

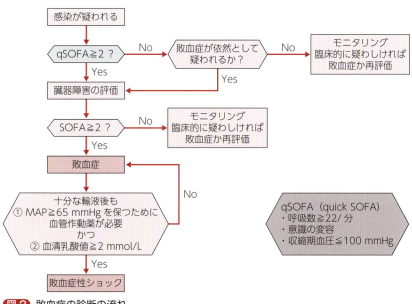

図2　敗血症の診断の流れ

酸値＞2 mmol/L（18 mg/dL），の両方を満たした場合にはじめて敗血症性ショックの診断となります．なので救急外来に来院したばかりの患者さんに"敗血症性ショックだ！"と決めてかかるのは少し時期尚早なのです．

　敗血症の補助診断や重症度評価，また治療の効果判定のため経時的な変化を評価したいという観点から，様々なバイオマーカーが使用されていますので，ご紹介します．

CRP（C 反応性タンパク）

　日本では CRP が広く普及しているために，慣習的に CRP が感染や敗血症のマーカーとして使用されることが多いです．実は欧州や米国ではそれほど使用されていません．CRP 値は感染や敗血症以外の疾患（膠原病，炎症性疾患，外傷など）でも変動することが多く，敗血症診断の特異度が低いためです．そのため長きにわたり，CRP に変わる敗血症のマーカーが求められています．

プロカルシトニン（PCT: Procalcitonin）

　敗血症において，CRP の代わりに使用される第一候補のマーカーです．PCT は欧州や米国でよく使用されている感染・敗血症マーカーであり，細菌感染に特異的であるとされています．そのため感染・敗血症の診断マーカーとしてよく使用されます．診断目的以外の使用に関してはいかがでしょうか．2017 年には重症敗血症もしくは敗血症性ショックの患者において，入院後短期間の連日の血中の PCT 測定で予後が推測できると報告されています[1]．入院後 4 日目にベースラインよりも 80％以上 PCT が低下した患者は予後がよく，PCT の低下が 80％未満にとどまるものは死亡率が高いというものです．予後が悪い症例の PCT が高いというのは当然と言えば当然ではありますが，入院初期の段階でその予後が推測できるという点は注目すべき点です．

　また PCT ガイド下で抗菌薬の投与を中止するという方法をご存知でしょうか[2]．血中の PCT で陰性になった場合に抗菌薬を中止するという方法で

す．抗菌薬の投与の判断は開始するよりも，中止するほうが難しいとも言われているとおり，中止するタイミングに関しては様々な意見がありました．長い間その有効性について議論されていましたが，ICU 患者において PCT の連日測定下で抗菌薬投与中止基準を設定したことが，抗菌薬の投与日数を減らし，さらには死亡率をも改善したと報告されました[3]．私はルーチンで PCT ガイド下の抗菌薬中止を行っていませんが，抗菌薬継続の判断に迷った場合は，PCT ガイド下での抗菌薬投与の終了の判断をしています．抗菌薬は不要の場合は使用しない，使用するときは適切な抗菌薬をしっかり使うのがよいと思います（投与量と投与期間ともに）ので，敗血症患者の PCT（もしくは他の敗血症のマーカー）が陰性であり，かつ臨床所見が改善したのを確認した場合に抗菌薬を終了する目安としています．

プレセプシン（P-SEP: Presepsin）

P-SEP は，白血球やマクロファージの細胞膜に発現している受容体 CD14 の N 末断片です．敗血症では細胞内に取り込まれた CD14 がプロテアーゼの働きで分解され，その断片である P-SEP が放出され血中濃度が上昇すると考えられています．SIRS を伴う敗血症の診断能を評価したメタ解析では，診断マーカーの AUC (area under the curve) が PCT, CRP, IL-6, sTREM1, P-SEP, LMP, CD64 でそれぞれ 0.85, 0.77, 0.79, 0.85, 0.88, 0.71, 0.96 と報告されています[4]．つまり，P-SEP は PCT よりも優れているという結果でした．一方で別の研究では敗血症の診断能は P-SEP が PCT よりもやや劣る（AUC, 0.75: P-SEP vs 0.80: PCT）と報告しています[5]．このようにマーカーの閾値の設定や対象となった患者群によっても結果が異なることがあります．さらに重症市中肺炎の診断や死亡率の予測には P-SEP のほうが高い精度であったという結果も報告されています[5]．近年敗血症の死亡率の予測に P-SEP が有効なのではないかと話題となっており，心臓外科手術後の ICU 患者において術前の高 P-SEP 値は生存群に比べ，死亡群で有意に増加したと報告されています[6]．またこの研究では P-SEP は PCT やシスタチン C, NT-proBNP（N-terminal pro-hormone natriuretic peptide）などと比べても正確に死亡率を予測できており，興味深いのは術前の P-SEP で術

第7章　診断・重症度マーカー　33

後の死亡率を予測できたという点です．P-SEP が術前から上昇していた原因は明らかではないが，すでに何らかの炎症所見があった，もしくは，P-SEP の偽陽性となり得る基礎疾患があった可能性などがあげられます．

インターロイキン 6（IL-6）

炎症性サイトカインの一つである IL-6 は，T 細胞，B 細胞，単球など様々な細胞から生成されますが，敗血症のマーカーとしても多数の報告があります．成人の敗血症よりも小児の敗血症においてその有効性が高いのではと言われています．また J-SSCG 2016 でも PCT，P-SEP 同様，IL-6 の使用についても言及されていますが，近年の観察研究で IL-6 と PCT の変化率を重症敗血症と敗血症性ショックの予後予測の指標としての有効性が検討されましたが，IL-6 の AUC は 0.706，PCT の AUC は 0.752 であり，PCT よりも低い AUC でした[7]．

以上のようなマーカーを紹介しましたが，みなさんはどのマーカーを使いたいですか？　世界的にみるとゴールドスタンダードは PCT です．日本の場合なら，汎用性で言うなら CRP，鋭敏な指標で言うなら PCT・P-SEP，小児の敗血症なら IL-6（しかし IL-6 だけ保険適用外です）と大雑把に理解しておいてもよいかもしれません．有効性に関して，将来のさらなる研究成果が待ち遠しいです．

ブラッシュアップポイント

- CRP は広く普及していますが偽陽性が多く敗血症の確定診断にはやや物足りないです．
- PCT が敗血症の補助診断として海外でもよく使用されています．

参考文献
1) Schuetz P, Birkhahn R, Sherwin R, et al. Serial procalcitonin predicts mortality

in severe sepsis patients: results from the Multicenter Procalcitonin MOnitoring SEpsis（MOSES）Study. Crit Care Med. 2017; 45: 781-9.

2) Trásy D, Molnár Z. Procalcitonin—Assisted antibiotic strategy in sepsis. EJIFCC. 2017; 28: 104-13.

3) de Jong E, van Oers JA, Beishuizen A, et al. Efficacy and safety of procalcitonin guidance in reducing the duration of antibiotic treatment in critically ill patients: a randomised, controlled, open-label trial. Lancet Infect Dis. 2016; 16: 819-27.

4) Liu Y, Hou JH, Li Q, et al. Biomarkers for diagnosis of sepsis in patients with systemic inflammatory response syndrome: a systematic review and meta-analysis. Springerplus. 2016; 5: 2091.

5) Klouche K, Cristol JP, Devin J, et al. Diagnostic and prognostic value of soluble CD14 subtype（Presepsin）for sepsis and community-acquired pneumonia in ICU patients. Ann Intensive Care. 2016; 6: 59.

6) Bomberg H, Klingele M, Wagenpfeil S, et al. Presepsin（sCD14-ST）is a novel marker for risk stratification in cardiac surgery patients. Anesthesiology. 2017; 126: 631-42.

7) Ríos-Toro JJ, Márquez-Coello M, García-Álvarez JM, et al. Soluble membrane receptors, interleukin 6, procalcitonin and C reactive protein as prognostic markers in patients with severe sepsis and septic shock. PLoS One. 2017; 12: e0175254.

COLUMN ▶ CRP で敗血症を診断していませんか？

　　　CRP は日本においてほとんどの病院で検査することができ，また患者の状態をざっと把握するのに便利なマーカーです．しかしながら，皆さんは CRP で敗血症の診断をしていませんか？

　CRP は当然のことながら敗血症の診断基準には全く含まれていません．敗血症の診断には，qSOFA や SOFA スコアを用いて診断しましょう．さらに CRP 単独の検査による敗血症の診断は，感度・特異度の観点から不十分だということは多くの研究からわかっています．CRP は敗血症だけでなく，悪性腫瘍，外傷熱傷，自己免疫疾患，心筋梗塞など多くの疾患で上昇してしまうのです．CRP はあくまで敗血症の"補助"診断ツールです．

　なお日本の病院ではよく CRP が使用されていますが，米国や欧州では PCT が使用されています．いずれの場合でもこれらのバイオーマーカーはあくまで補助診断ですので，検査前確率を上げることが非常に重要です．これらの検査をルーチンにするのでなく，敗血症を疑った場合に検査を実施することが大切になります．

CHAPTER 8

敗血症の身体所見

　敗血症で重要な身体所見はどのようなものでしょうか？　qSOFA は呼吸 ≧22 回/分，収縮期血圧（sBP）≦100，意識レベル（GCS）＜15 と定義されていますので，呼吸・血圧・意識を評価する身体所見は重要です．さらに感染が原因である敗血症では，感染源を推定する身体診察を併せて行うことで，医療機器を使ったり採血をせずに敗血症の診断や重症度の評価も可能となります．ここで一緒に身体診察をおさらいしましょう．

呼吸を評価しましょう

　体温が上昇すると脈拍が増加しますが，それと同様に呼吸数も増加します[1]．呼吸することで気道から水分を蒸発させたり，外気との接触による熱伝導を起こしたりすることで，熱の放散を行うためです．呼吸数は 30 秒程度みながら数え，同時に脈を触れながら血圧や脈拍も併せて診察しましょう．なお Kussmaul 呼吸，死戦期呼吸，Cheyne-Stokes 呼吸を呈している患者さんは意識レベルも低下していると判断してよいです．

身体所見だけで血圧を推定する

　血圧を知りたいけど血圧計がないからわからない！　ではいけませんね．迅速な敗血症診断をできるようにしておくために，血圧の推定は必要です．血圧は触診をすることによって，以下のように推察が可能です．
- ・橈骨動脈の触知可能 ➡ 収縮期血圧 80 mmHg 以上
- ・大腿動脈の触知可能 ➡ 収縮期血圧 70 mmHg 以上
- ・総頸動脈の触知可能 ➡ 収縮期血圧 60 mmHg 以上

上記でわかるように，橈骨動脈が触れなければ敗血症の可能性が極めて高くなります．頸動脈や大腿動脈が触知できない場合は多くの場合ショック状態であり，迅速な初期輸液蘇生が必要とされます．

肺の異常が推定できる身体所見とは?

呼吸器感染が敗血症の原因として最も多いのですが，声音振とうの減弱・亢進により肺炎や無気肺などの診断・鑑別が可能です．患者の背部に検者の両手掌を当てた状態のまま，低音で少し長めに「ひとーつ」などの言葉を，繰り返し発声してもらいます．自分の手に伝わってくる振動の強さに，左右差がないかを確認します．

- ・亢進している場合: 肺炎，胸膜癒着など
- ・減弱している場合: 無気肺，胸水貯留，気胸，血胸，肺気腫など

また挿管されている場合には声を出すことはできませんが，人工呼吸器による肺が開くときの振動の違いで鑑別することが可能な場合もあります．

肺雑音では雑音の聴こえる時期を意識する

これは沖縄県立中部病院のレジデントなら皆が知っている必須の知識です．肺の雑音を聴くときには，よく "fine crackle"，"coarse crackle" と言うかと思いますが，これだけでは情報量が限定されます．これらの crackle が吸気時のいつ聴こえるかをさらに聴診しましょう．

まず吸気の始まりが一番音が大きく徐々に小さくなるパターンの crackle を early-to-mid inspiratory crackle と呼びます．気管支拡張症や気管支炎で聴取できます．次に，吸気の全フェーズにおいて等しい大きさで聴かれる crackle を holo-inspiratory crackle と呼びます．これは，肺水腫，重症心不全（肺胞の浮腫），細菌性肺炎で認められます．そして吸気の終末に向け音が徐々に大きくなるパターンの crackle を late-inspiratory crackle と呼びます．Late-inspiratory crackle を認めると，間質性肺炎，軽度心不全（間質浮腫），非定型肺炎（マイコプラズマ肺炎・クラミジア肺炎・レジオネラ肺炎・ウイルス肺炎など）などを疑います．

第8章 敗血症の身体所見 37

これらの聴診の時期を意識することで，身体所見からより正確な敗血症診断が可能となるでしょう．

　以上を踏まえると敗血症の患者さんがきたら，医療機器を必ずしも使わなくても敗血症の診断が可能です．橈骨動脈に触れながら，呼吸数を数えて，その後に話かけて意識レベル（GCS）を評価します．30秒でこれらの項目を評価して，敗血症の診断をしましょう．また初期輸液蘇生が終われば，身体所見から敗血症の原因を絞っていきましょう．

ブラッシュアップポイント
- 身体所見のみで敗血症の診断が可能です．
- 最初の30秒で敗血症かどうかを見極めましょう．

参考文献
1) Gadomski AM, Permutt T, Stanton B. Correcting respiratory rate for the presence of fever. J Clin Epidemiol. 1994; 47: 1043-9.

COLUMN 敗血症の動脈圧波形

敗血症性ショックの観血的動脈圧波形（いわゆる A ラインの波形）では，色々な情報を得ることができます．例えば，敗血症性ショックの波形の変化で dicrotic notch が消失する所見を認めることがあります．元々 dicrotic notch は大動脈弁閉鎖時に認められるので，収縮期と拡張期を分ける点となります 図3 ．なぜ notch が生じるかですが，左心室が弛緩することで拍出力が減弱し，血液が動脈側から心臓へ向かって逆流するために生じる圧の下降なのです．そのため末梢血管抵抗が低下する敗血症性ショックでは動脈側から心臓へ向かう逆流が少なくなるため，この dicrotic notch が消失します．Dicrotic notch の消失にはノルアドレナリン，呼吸性変動には輸液で対応します．皆さんも注意して観血的動脈圧波形を観察してみましょう．

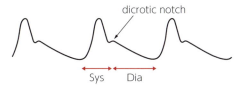

図3 動脈圧波形と dicrotic notch

第 8 章　敗血症の身体所見

CHAPTER

9

敗血症の問診・カルテの書き方

　この章ではちょっと視点を変えて，敗血症患者において重要な問診のポイントとカルテの書き方を考えてみましょう．

敗血症の問診・カルテ記載で重要なポイント

抗菌薬投与の有無

　抗菌薬を投与されていないかを必ず聞かないといけません．一度でもすでに抗菌薬が入っていると，各種培養（尿，痰，血液，創部培養など）が陰性となる可能性があります．また救急外来において各種検体のグラム染色でも菌が発見されないことがしばしばあります．例えば肺炎による敗血症患者の痰をグラム染色した場合，検体のなかに菌が発見されない時には以下の可能性を考えます．① ウイルス感染，② 抗酸菌感染，③ 前医での抗菌薬投与の有無，④ 肺炎以外の感染源，などです．また前医で抗菌薬を投与されていて悪化しているということは，その抗菌薬が効いていない可能性がありますので，抗菌薬を選択する重要な情報ともなります．

直近の入院歴があるか

　敗血症患者にとって，入院歴は基礎疾患を把握したり，抗菌薬を選択する上で非常に重要になります．特に抗菌薬は敗血症の治療に必要不可欠ですので，最適な抗菌薬を選択する上で，過去の使用歴を把握するためにも入院歴に関してきちんと問診をとりましょう．

今までに敗血症に罹患したことがあるか

　過去に敗血症に罹患すると，再度敗血症に罹患しやすく，また死亡率も高

いことが知られています．その原因として敗血症が治癒した後も長い間，免疫抑制状態にあることが近年わかってきました[1]．敗血症後治癒後の人は正常人と比べ，外的刺激に対する免疫担当細胞からのサイトカイン（IL-6，IL-10，TNF-αなど）放出能力などが低下している可能性があります．さらに敗血症で入院した患者に，入院中の長期間の抗菌薬使用，経静脈栄養，退院時の貧血，敗血症で過去に入院歴あり，などがある場合には再入院率が高くなります[2]．

そのため，過去に敗血症に罹患した患者が救急外来に再来院した場合には，注意深く診察して，慎重な治療方針の決定が求められます．

敗血症を増悪させる要因があるか

糖尿病，肝硬変，高血圧，ステロイドや免疫抑制薬の長期内服，悪性疾患の既往などは全て敗血症を増悪させるリスク因子となります．高齢患者では免疫機能が低下しているため，敗血症も重症化しやすいです．また免疫機能以外の面でも，高齢者は一般に高血圧などの既往症があることが多く，重症化しやすいのはある意味必然とも言えます．さらに高齢者の敗血症は無熱性のこともあり，発見が遅れやすくなります．

流行の疾患を鑑別する

敗血症の原因となる細菌やウイルスは流行するものがあります．問診を通じて流行の有無を把握することで，正確な診断や治療が可能となります．流行している疾患との接触歴の有無はカルテに記載しておきましょう．

敗血症における家族への問診の重要性

敗血症では家族への問診は非常に重要です．交通事故などの外傷と異なり，敗血症ではその発症が明確でないことが多く，敗血症に罹患している本人が病識がないことも多いです．家族からみて，その時，"何か様子がおかしかった"というのはすでに敗血症を発症していた可能性が高いです．また問診を通して家族と信頼関係を構築することで，その後の速やかな敗血症治療が可能になります．敗血症では中心静脈カテーテル留置，気管挿管，人工呼

吸器装着などの非日常的な機器の使用や様々な治療の可能性があるため，対話を絶やさないようにしましょう．

敗血症のカルテは"by system"で

　通常の病棟カルテはプロブレム毎に記載しますが，敗血症のカルテは，集中治療のカルテに準じて，神経系，呼吸系，循環系，消化器系，腎・水分・電解質系，栄養系，血液系，感染系のように"system"ごとに（機能に応じて）記載します．敗血症では全身系の反応が出現するために，単一プロブレムや単一臓器毎の把握では十分に把握してアセスメントすることができません．またこれらは毎日絶えず変化するために，必ず毎日カルテ記載をするようにしましょう．その際には"前日と何が違うか"を意識しておく必要があり，私はいつも前日と変化があった部分にマーキングをするカルテ記載をしています．そのほうが状態の変化や問題点が一目でわかりやすいからです．

ブラッシュアップポイント
- 敗血症患者において，過去に敗血症に罹患したことがあるか確認しましょう．
- 敗血症では家族への問診も重要です．

参考文献
1) Arens C, Bajwa SA, Koch C, et al. Sepsis-induced long-term immune paralysis—results of a descriptive, explorative study. Crit Care. 2016; 20: 93.
2) Sun A, Netzer G, Small DS, et al. Association between index hospitalization and hospital readmission in sepsis survivors. Crit Care Med. 2016; 44: 478-87.

COLUMN 妊娠と尿路感染性敗血症

若い女性が尿路感染性敗血症となっているのをみたら，必ず妊娠の有無を考えておかなくてはなりません．妊娠自体が尿路感染症を起こしやすくするのですが，妊娠中は血中プロゲステロン値が高くなるため尿路系平滑筋に対して弛緩的に働くこと，また増大した子宮が尿管を圧迫することなどが知られています．妊娠中の水腎症は通常右側に多くなります．妊娠をしている場合ニューキノロン系抗菌薬の使用は禁忌となりますので注意しましょう（腹部 CT 検査や造影剤の使用なども被曝や催奇性の問題から使用を極力控えたほうがよいです）．通常の単純性腎盂腎炎の場合の起炎菌はほとんどが耐性のない大腸菌が原因ですので，妊娠の可能性がある場合にはセフェム系抗菌薬の使用が望ましいです．妊娠中の敗血症は流産や早産のリスクにもなりますので，速やかに治療を開始しましょう．

CHAPTER 10

外傷後敗血症

　外傷は本邦においては，40 歳以下の最も大きな死因となっています．交通事故はもちろん，転落，転倒，スポーツ関連事故，などその原因は多岐にわたります．その外傷後に起こる敗血症ですが，通常の敗血症とはちょっと違う特徴があります．どのような点が異なるのでしょうか？

外傷後敗血症と two-hit

　外傷後には生体侵襲に対して炎症反応が惹起されますが，そのときに感染症に罹患するといわゆる"two-hit"（二段侵襲）の状態となります 図4．つまり外傷（first hit）により炎症性サイトカインが誘導され，好中球などが準備状態（priming）になります．その後に細菌が生体内に入り感染（second hit）すると，準備していた好中球が活性化され大量のエラスターゼなどを一気に放出させるため，重大な免疫抑制状態となります．通常は軽微な侵襲で終わるものが，"two-hit"されることにより急激な全身性状態の悪化を引き起こすのです．そのため外傷後敗血症は通常の敗血症よりも死亡率が高く，

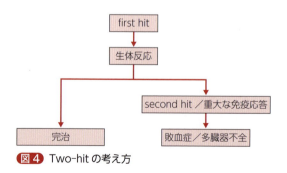

図4 Two-hit の考え方

また治療が難しいのです.

体幹部の外傷後敗血症の予後は悪い

通常の敗血症では予後が年々改善してきていますが，実は体幹部の外傷後敗血症の予後は実はあまり改善していないのです．外傷後敗血症の発生率は昔と比べ有病率は少しずつ減っていたのですが，ここ10年近くは横ばいでした[1]．特に死亡率においては，ここ20年程横ばいであり改善の傾向がありません[1]．敗血症の予後全体が改善している近年において，これらの結果は憂慮すべき状態です．

前述のtwo-hitにより予後改善が難しいのはもちろんありますが，実際の臨床では，外傷自体で炎症性の反応や発熱をきたすことがあり，感染が起こっても早期に気がつきにくく，抗菌薬の投与が遅れるといった問題があります．その一方で，外傷の影響で熱が出にくいという逆の反応もしばしば経験され，なおさら外傷後敗血症の診断が難しくなります．

さらに学問的には，敗血症と外傷は常に切り離された状態で検討されてきたという問題もあります．外傷は超急性期の死亡は出血死によるものなのですが，約20%程度はICU入室から1週間程経過してから起こっており，それらは多くが敗血症による死亡なのです．"two-hit"の考えを理解して，外傷後敗血症の治療を深めていく必要があります．なお面白いことに，女性は外傷後敗血症にあまり罹患しません．また総じて若い女性は男性に比べると外傷，ショックでは死亡する割合がより低いです[2]．この理由について免疫抵抗や女性ホルモンなどの影響があるのではとも言われていますが，詳しくはわかっていません．

頭部外傷後の敗血症は?

頭部外傷後の敗血症のリスクですが，実は小児の頭部外傷や動物の頭部外傷モデルでは"敗血症になりにくいのでは"という意見があります[3]．頭部外傷により免疫が誘導されて，感染に強くなるというのが動物実験などからの理由ですが，当然頭蓋骨の開放骨折があると髄膜炎による敗血症になりやす

いですし，呼吸が抑制されると人工呼吸器を装着することによりVAP（人工呼吸器関連肺炎）のリスクは上がります．そのため，軽度の頭部外傷では敗血症が減る可能性はありますが，状態によっては正反対になることもあり，その解釈には十分な注意が必要となります．

外傷の疫学からみた敗血症

外傷は国や地域によって疫学に大きな差がありますので，日本の常識が他の国の非常識となることがあるので注意が必要です．例えば，隣国韓国から外傷後敗血症になりやすいのはISS（Injury Severity Score）が高い（外傷の重症度が高い），年齢が高い，緊急手術を受けた患者と報告されています[4]．これは日本に関しても概ね同じで，先進国はこのような傾向があります．

しかしながら東南アジアやアフリカなどの発展途上国に行くと，外傷後敗血症の頻度自体がとても高くなります．公衆衛生が悪いことを反映して，若年やISSが低い軽微な外傷であっても容易に敗血症となります．外傷後敗血症の頻度や重症度は万国横並びではないのです．

外傷後敗血症の未来

外傷後敗血症を早期に気がつき治療につなげることが重要です．そのため近年では外傷後敗血症の予測バイオマーカーとしてIL-6が有用なのではないかと言われています．IL-6の有用性は十分検討する必要がありますが，外傷後敗血症の予防や早期発見は今後，より注目されていくでしょう．

ブラッシュアップポイント
- 体幹部の外傷後敗血症は通常の敗血症より予後不良です．
- 外傷後敗血症の予測バイオマーカーとしてIL-6がある．

参考文献

1) Wafaisade A, Lefering R, Bouillon B, et al. Epidemiology and risk factors of sepsis after multiple trauma: an analysis of 29,829 patients from the Trauma Registry of the German Society for Trauma Surgery. Crit Care Med. 2011; 39: 621-8.
2) Trentzsch H, Lefering R, Nienaber U, et al. The role of biological sex in severely traumatized patients on outcomes: a matched-pair analysis. Ann Surg. 2015; 261: 774-80.
3) Pandya A, Chaput KH, Schertzer A, et al. Risk of infection and sepsis in pediatric patients with traumatic brain injury admitted to hospital following major trauma. Sci Rep. 2018; 8: 9798.
4) Park JH, Choi SH, Yoon YH, et al. Risk factors for sepsis in Korean trauma patients. Eur J Trauma Emerg Surg. 2016; 42: 453-8.

CHAPTER 11

熱傷後敗血症

　熱傷では皮膚のバリア機能が破綻し，容易に外界の菌が生体内に入り，また生体ではT細胞をはじめとした免疫機能が抑制されるため易感染状態となります．そのため広範囲熱傷では敗血症の合併はほぼ必発であるため，熱傷患者における敗血症対策は非常に重要です．また生体内ではカテコラミン，コルチコイド，グルカゴンなどの分泌が引き金となって代謝亢進が起こって

表7　熱傷の深達度（日本熱傷学会による分類を一部改変）

熱傷深度	傷害組織	外見	症状	治療期間
Ⅰ度	表皮のみ	発赤，紅斑	疼痛，熱感	数日
浅達性Ⅱ度（Ⅱs）	真皮浅層まで	水疱	とくに激しい疼痛，灼熱感，知覚鈍麻	2週間以内
深達性Ⅱ度（Ⅱd）	真皮深層まで	水疱（破れやすい）	激しい疼痛，灼熱感，知覚鈍麻	4週間以内，肥厚性瘢痕形成多い
Ⅲ度	真皮全層，脂肪組織	蒼白（時に黒色調），脱毛，乾燥	無痛性	自然治癒なし，瘢痕形成

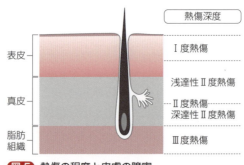

図5　熱傷の程度と皮膚の障害

おり，通常よりも投与エネルギーが必要となっていますので，敗血症対策で重要な栄養管理も難しくなります．重症熱傷はそのほとんどの死亡原因が敗血症なので，熱傷の程度をきちんと評価して 表7 図5 ，適切な治療をしましょう．

熱傷の初期は敗血症にならない？

　熱傷の初期には敗血症にならないと言われていますが，それはどうしてでしょうか？　一般に蜂窩織炎などの皮膚軟部組織感染症は皮膚についている常在菌が侵入して感染が成立し，症状が重度の場合には敗血症となります．しかしながら熱傷患者では皮膚が熱でただれているわけですから，同時に皮膚の常在菌も死滅しています．そのため熱傷受傷直後は無菌状態と考えられており，熱傷の初期に感染が成立しないため，敗血症にならないという理由です．それでは，敗血症では感染と免疫抑制の両方が起こりますが，熱傷初期の免疫機能はどうなのでしょうか？

　熱傷では受傷直後から血中で TNF-α と IL-1β などの炎症性サイトカインの高値を認めます．IL-1β は近年注目されている物質で，周囲の細胞に危険を知らせると同時に，パイロトーシスと呼ばれる速やかな細胞膜の崩壊を伴うプログラム細胞死を起こすことで，細菌の増殖を抑制する働きがあります．受傷直後は炎症性反応であり，敗血症のリスクにはそれほどなりません．しかしながら，その数日後（受傷後約5～7日目）に抗炎症作用により T 細胞などの機能も抑制され免疫抑制状態に陥ります．すると"敗血症"を発症するリスクが一気に高まります．

　つまり感染的にも免疫的にも"受傷直後は敗血症になりにくい"というのは本当なんですが，数日すると逆に"一気に敗血症になりやすい"，状態となってしまうのです．そのため熱傷急性期のうちに，敗血症の予防ができないかと多くの人が考え，熱傷早期手術（受傷4日以内）やビタミン C の大量投与療法などが考案されています．詳細は後述しますが，熱傷を早期に手術することは敗血症の予防においてとても有用です．

第 II 章　熱傷後敗血症

熱傷と水道水

　受傷早期のシャワーや入浴による熱傷の水治療（hydrotherapy，つまり熱傷の創部を水道水で洗い流すことです）は，MRSAや多剤耐性の緑膿菌やアシネトバクターなどによる敗血症の誘因となり，予後を悪化させる可能性があるので実施しないほうが無難です[1]．体表に炭があると，汚れているようにみえますが菌は死んでいて無菌状態です．ベッドサイドで生理食塩水などを用いて洗い流すように努めましょう．特にデブリードメント手術前の受傷早期に感染すると，その後敗血症に進展しやすいので要注意です．

熱傷後敗血症と栄養管理

　熱傷後敗血症はどのような栄養管理をすべきでしょうか？　熱傷後は代謝亢進状態であり，またその状態が場合によっては1年以上続くことがあります 図6 ．また熱傷後に敗血症が起こると生体に必要エネルギーはさらに追加されることになります．熱傷後敗血症は経時的変化もあるため，その必要栄養カロリーを見積もるのはとても難しく，TrontoやHarris-Benedictのなどの栄養推算式 表8 と間接熱量計の両方を用いて繰り返し評価すること

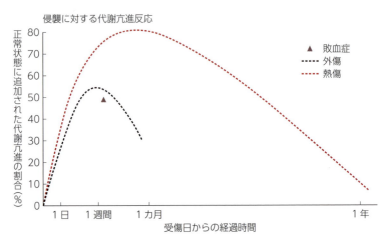

図6 敗血症，外傷，熱傷における受傷後からの代謝変化
(Porter C, et al. Lancet. 2016; 388: 1417-26[2]より改変)

表8 熱傷患者で頻用される栄養推算式

名称	計算式
Harris-Benedict の式	男性: [66.5 + (13.75×W) + (5×H) − (6.78×A)] ×AF×IF 女性: [655.1 + (9.56×W) + (1.85×H) − (4.68×A)] ×AF×IF
Toronto の式	−4343 + (10.5×TBSA) + (0.23×CI) + (0.84×HBE) + (114×T) − (4.5×PBD)

※略語: A: age in years, AF: activity factor, H: height in centimeters, IF: injury factor, W: weight in kilograms. CI: total calorie intake the previous day, HBE: Harris-Benedict estimates, PBD: number of postburn days to the day preceding the estimation, T: average of core temperatures (℃) the previous day, TBSA: burn size (percent total body surface area)

が重要となります．また過栄養は予後を悪化させるため，過剰な栄養投与は避けましょう．投与ルートとしては可能なら経腸栄養を使用することが望ましいです．

栄養評価にはプレアルブミンや RTP（rapid turnover protein）などが有用ですので積極的に計測しましょう．アルブミンはその栄養状態を反映するには 2 週間程時間がかかると言われており，また血管透過性が亢進している熱傷の病態では持続的に低アルブミン血症となるので，栄養評価にはあまり有効ではありません．窒素バランスの計測も評価として使用してよいでしょう．

熱傷後敗血症はなぜ治療が難しいのか？

先ほど熱傷受傷直後は無菌状態という話をしましたが，逆に言うと，熱傷患者の起炎菌はほとんど院内でもらうものであるため，院内感染の側面があります．そのため感染対策が不十分であると，いきなり耐性を持つ緑膿菌に感染する，なんてことも起こり得ます．また皮膚のバリアが破綻しているために，植皮などして新しく上皮化しない限り何度でも菌が生体内に侵入してきます．さらに熱傷部位ではバイオフィルムも容易に形成し，バイオフィルムを形成すると抗菌薬は非常に効きにくくなり，場合によってはバイオフィルムごと菌がばらまかれることもあります．

敗血症を繰り返しやすく，また起炎菌が治療しにくいために，熱傷後敗血症はその予後が悪いのです．

敗血症管理を意識した熱傷のエキスパート的治療法

　まず熱傷の予後をきちんと把握し，救命できる症例を敗血症で失うことのないように意識しなければなりません．熱傷予後予測では，PBI（prognostic burn index）を使用して重症度や予後を見積もりましょう　**表9**　．PBIが70以下で熱傷患者を敗血症で失うことがあってはなりません．Ⅲ度熱傷の場合には壊死した組織を除去する必要がありますが，実際の熱傷ではⅡdとⅢ度が混在していることもあり，どの程度皮膚を除去し，どの程度皮膚を残すかは時として判断に苦慮する場合があります．しかしながら壊死組織が残ると敗血症に罹患するリスクが高まるので，救命のために疑わしき組織は切除するという繊細かつ大胆な判断も必要となります．デブリードメント手術の時期ですが，一般的には受傷後1週間以内に手術をする必要がありますが理想は4日以内を目標にしましょう．十分にデブリードメントできれば，その後の敗血症の管理がより容易になります．

　次に抗菌薬はどのように使用すべきでしょうか？　まず前述したとおり，熱傷の早期には敗血症にならないので，予防的抗菌薬は不要です．より正確に言うなら不要というよりも，予防的抗菌薬は敗血症治療をより難しいものにします．予防的抗菌薬を投与すると，感染源となる起炎菌は予防的抗菌薬で死滅した以外の菌や予防的抗菌薬に耐性を持った菌となるため，その治療がより難しくなります．また予防的抗菌薬投与が唯一認められる状況があります．それは手術のための予防的抗菌薬投与です．周術期の予防的抗菌薬投与はSSI（surgical site infection，手術部位感染症）発症を抑制するのは多くの研究で証明されていますので，周術期は抗菌薬投与を行いましょう．熱傷では術中の菌血症の予防や植皮の生着を目的にもしています．なお周術期

表9 熱傷で使用される指標

熱傷の指標	式
熱傷指数 (BI: burn index)	Ⅲ度%BSA＋Ⅱ度%BSA×1/2
予後熱傷指数 (PBI: prognostic burn index)	BI＋年齢

の抗菌薬は狭域で副作用の少ないものを選ぶべきであり，熱傷では手術直前に「セファゾリン1g＋生理食塩水50mL」などが投与されます．通常セファゾリンは8時間毎に投与しますが，手術中は術野からの出血などで抗菌薬の半減期が短いために，3時間経ってまた手術が継続していれば追加投与しましょう．周術期や熱傷早期以外の抗菌薬の投与ですが，できるだけ狭域から始めて7～10日程度十分量の抗菌薬投与をしましょう．またそれでも敗血症がくすぶっていると判断した場合には適宜投与を延長しても構いませんが，感染でないと判断した場合には速やかに抗菌薬投与を中止します．また院内の薬剤感受性パターンを把握して，効果の期待できる抗菌薬を選択することも大事です．

　熱傷の手術がうまくいき，熱傷部位が上皮化してしまえば敗血症に苦しむリスクは一気に下がります．しばしば"皮膚が生着するかどうかって小さい問題だなあ"と軽視している人もいます．局所の熱傷であれば小さな問題かもしれませんが，広範囲熱傷の患者にとって植皮の成功が根本的治療です．外傷患者にとって根本的治療が止血術であるように，熱傷患者にとって皮膚が生着するかどうかは生死を分けると言っても過言ではありません．そのため植皮術の後は植皮した皮膚が脱落しないように，熱傷専用ベッドの使用や植皮部分を固定するなど色々な工夫をします．熱傷後敗血症対策では，手術（デブリードメント手術，植皮術）と抗菌薬投与が治療の二本柱なのです．

ブラッシュアップポイント

- 熱傷患者への予防的抗菌薬投与は不要です．
- 外傷の止血術が根本的治療であるように，熱傷の根本的治療は植皮術です．

参考文献

1) 日本熱傷学会学術委員会, 編. 熱傷診療ガイドライン 改訂第2版. 73-4, 2015.
2) Porter C, Tompkins RG, Finnerty CC, et al. The metabolic stress response to burn trauma: current understanding and therapies. Lancet. 2016; 388: 1417-26.

COLUMN **本当に熱傷の急性期には敗血症にならない？**

　　　よく熱傷初期には感染症は起こらないと言われていますが，それは本当でしょうか？　熱傷受傷後 5 日以内に感染は成立しないのではと言われていますが，実際には熱傷の急性期でも敗血症になることがあります．私自身も何度か経験していますが，多くの場合は創部をシャワー洗浄したり極度な汚染があったりと何らかの原因があります（原因を同定することが難しいこともあります）．なので熱傷の急性期に敗血症となった場合には，汚染が高度で，熱傷管理に改善点がある，などと考えるべきです．

　　正確な言葉で言うならば，"熱傷の急性期には敗血症になりにくい"のであって，急性期であっても急性期だという理由だけで敗血症を除外できないのです．

CHAPTER 12

軟部組織感染による敗血症

　軟部組織感染は一見すると皮膚の発赤のみで，深部で何が起こっているのかわかりにくく正確な診断が遅れることがあります．また発症早期には皮膚所見がはっきりせずに痛みのみで来院することもあり時に診断が難しい疾患です．一方で重症化することも決して稀ではなく，敗血症治療に関わる医療者にとって，非常に悩ましい領域です〔軟部組織感染では起炎菌として CA-MRSA（市中感染型 MRSA）も考えておかなければいけませんしね〕．

軟部組織感染から敗血症に移行しやすい?

　軟部組織感染から敗血症に移行するのは実はそれほど多くありません．しかしながら敗血症に移行すると重篤化しやすいことが知られています．代表的な疾患は壊死性筋膜炎ですが（詳細は後述），致死率は 30～70％と言われています．軟部組織の表層だけの感染では原発巣の局所コントロールが容易ですが，深部に達すると血管組織や神経など重要な組織が含まれ，血行性・リンパ行性に炎症が波及します．そのため原発巣の局所コントロールが難しくなり重症化するのです．

人食いバクテリアとは?

　"人食いバクテリア"はいわゆる俗語であり，一般的には劇症型溶血性レンサ球菌感染症のことを言います．主な起炎菌としては A 群溶血性レンサ球菌ですが，B 群，C 群，F 群，G 群なども本症の起炎菌となります．皮膚や粘膜などから，通常は菌を認めない軟部組織に菌が侵入することによって本症を引き起こします．その後，後述の壊死性筋膜炎もしくは toxic shock like syndrome（TSLS）の状態となり，敗血症へと移行します．

壊死性筋膜炎による敗血症

　壊死性筋膜炎は四肢や陰部の皮下脂肪組織もしくは浅層筋膜に発生する急性細菌性炎症です．感染部の疼痛・腫脹・発赤・水疱形成・壊死の症状のみならず，発熱，全身倦怠感などの全身症状を認めます．さらに糖尿病などの免疫抑制状態にある患者などでは，*Bacteroides flagilis*，*Peptostreptococcus anaerobius* などの嫌気性菌が起炎菌となることが多いです．その予後は非常に悪く，抗菌薬投与と併せて外科的デブリードマンが必要となります．この壊死性筋膜炎はショックや多臓器不全を伴いやすいですが，理由として起炎菌による毒素の放出があります．A 群溶血性レンサ球菌による toxic shock like syndrome（TSLS）や黄色ブドウ球菌による toxic shock syndrome（TSS）などが有名です．壊死性筋膜炎の急激な進展と起炎菌による毒素の放出などからショックや多臓器不全に移行しやすいのです．救急外来における敗血症の診断は他の疾患と同様に qSOFA スコアを使用し，速やかに治療に移行させましょう．なお，治療で最も重要なものは外科的デブリードマンです．初期抗菌薬治療としては，ペニシリン系，クリンダマイシン，バンコマイシンなどがあげられ，その後起炎菌に合わせて抗菌薬を変更していきます．高気圧酸素療法の併用も有効性があると考えられています[1]．

壊死性筋膜炎診断の TIPS; 身体所見，finger test，そして LRINEC スコア

　壊死性筋膜炎の身体所見において"水疱形成"があることは壊死性筋膜炎を疑う重要なポイントの一つです．水疱は皮下組織の壊死を反映していることが多いからです．また筋膜と脂肪組織が壊死して容易に指で切離できると finger test 陽性となります．壊死すると組織が脆弱になり指で簡単に切離できるためで，私もしばしば清潔操作下において局所麻酔下で皮膚を小切開して，finger test を行っています．滅菌手袋を付けた指を切開した創部に突っ込むと，「ズブズブズブ」と抵抗なく指が進み finger test 陽性となります．

表10 壊死性筋膜炎の診断に有用とされている LRINEC スコア

1. 血清 CRP 値≧150 mg/L（4 点）
2. 白血球数 15,000〜25,000/μL（1 点）もしくは＞25,000/μL（2 点）
3. ヘモグロビン 11.0〜13.5 g/dL（1 点）もしくは＜11 g/dL（2 点）
4. 血清ナトリウム値＜135 mEq/L（2 点）
5. 血清クレアチニン値≧1.6 mg/dL（2 点）
6. 血糖値＞180 mg/dL（1 点）

同時に悪臭のする浸出液と水っぽい脂肪組織などの所見を認めます.

LRINEC（Laboratory Risk Indicator for Necrotizing Fasciitis）スコアは壊死性筋膜炎かどうかを見極めるスコアリングシステムであり **表10**，6点以上であれば壊死性筋膜炎の可能性が高くなります[2].

Fournier 症候群

Fournier（フルニエ）症候群は外陰部を中心に進行する壊死性筋膜炎であり，1883 年にフランス人の医師 Fournier により報告されました[3]. 中高年の男性に多く，主に男性の外陰部を中心に発生するのは外陰部の皮下組織が血流が乏しく，細菌が増殖しやすいと考えられていますがはっきりとした機序はわかっていません. 非常に予後の悪い疾患で，速やかな外科的デブリードマン手術が必要となります. 治療は壊死性筋膜炎と同じですが，陰部に多いため後腹膜や腹腔内に炎症が波及すると外科的デブリードマンを施行しても壊死組織の除去が難しくなります.

なお女性にも Fournier 症候群は起こると思いますか？　その答えは，"女性でも Fournier 症候群は起こる"です. 陰嚢のように菌が増殖しやすい場所が少ないためか，男性に比べると頻度は圧倒的に低くなります. 女性では尿道周囲炎や Bartholin 腺炎などの局所の感染から壊死性筋膜炎が発生し，腹壁まで進展（浅会陰筋膜と腹壁の Scarpa 筋膜が連続しているため）することがあります. 女性では稀ではありますが，致死率は高いため，やはり注意しないといけない疾患となります.

第 12 章　軟部組織感染による敗血症 ■ 57

軟部組織感染敗血症による初期抗菌薬の投与例

メロペン® 4A（2 g）＋生理食塩水 50 mL 8 時間毎，ダラシン S® 1A（600 mg）＋生理食塩水 50 mL 8 時間毎を併用する．

- 溶連菌が原因と判明すればメロペン®の代わりにペニシリン G（400 万単位，4 時間毎）に切り替える．
- MRSA の可能性があればバンコマイシンを併用する．またバンコマイシンは急速静脈投与すると Redman 症候群（皮膚の紅潮，血圧低下など）を引き起こすためゆっくりと投与する！

ブラッシュアップポイント
- 水疱形成，finger test，LRINEC スコアで壊死性筋膜炎を疑え！
- 女性でも Fournier 症候群に罹患します．

参考文献
1) Riseman JA, Zamboni WA, Curtis A, et al. Hyperbaric oxygen therapy for necrotizing fasciitis reduces mortality and the need for debridements. Surgery. 1990; 108: 847-50.
2) Wong CH, Khin LW, Heng KS, et al. The LRINEC (Laboratory Risk Indicator for Necrotizing Fasciitis) score: a tool for distinguishing necrotizing fasciitis from other soft tissue infections. Crit Care Med. 2004; 32: 1535-41.
3) Fournier JA. Jean-Alfred Fournier 1832-1914. Gangrène foudroyante de la verge（overwhelming gangrene）. Sem Med 1883. Dis Colon Rectum, 1988; 31: 984-8.

COLUMN ### Waterhouse-Friderichsen 症候群を知っていますか？

Waterhouse-Friderichsen 症候群は 1911 年に Water-house から，1918 年に Friderichsen らに報告されたため，この Water-house-Friderichsen 症候群という名前がついています．臨床症状ですが，2〜10 日の潜伏期を経て高熱で発症し，その後全身の皮下出血やチアノーゼなどを急激な経過でショック状態に陥ります．特徴的な所見として，腹部 CT で両側副腎の出血所見を認めます．その電撃的な経過をたどることから，敗血症のなかでも致死率が非常に高い疾患として，救急医・集中治療医に恐れられています．その起炎菌は *Neiserria meningitidis* であり，別名，侵襲性髄膜炎菌感染症としても知られています．通常小児に多いですが，成人でもなり得ます．治療は髄膜炎菌なので第三世代セフェム系抗菌薬やニューキノロン系抗菌薬などを使用します．

なお余談ですが，電撃性紫斑病（acute purpura fluminans）も起炎菌は髄膜炎菌であり，こちらも急激な経過をたどりますが，脾臓摘出後の発症が多くなっています．髄膜炎菌怖いですね..

稀な疾患ではありますが，致死的で恐ろしい Waterhouse-Friderichsen 症候群をしっかり覚えておきましょう．

第 12 章　軟部組織感染による敗血症　59

CHAPTER 13

敗血症関連心停止

　敗血症関連心停止は日本ではそれほど注目されていませんが，米国では院内発症で20万件/年にものぼっており[1]，何らかの対策が必要な病態です．また院内心停止のうち，13～27％が敗血症関連心停止となります[1]．敗血症の研究はたくさんあり，また心停止・心肺蘇生の研究もたくさんあるのですが，実はこの両者の関係はあまり知られていません．心停止に至るまでのメカニズムを知り，その治療の可能性について一緒に勉強しましょう．

敗血症関連心停止の発症メカニズム

　敗血症性ショックでは，血管拡張，血管内脱水，心筋障害，低酸素，アシドーシス，代謝障害などの要因がお互いに作用し合って心停止に関与していると考えられています．そのため，単一の機序による病態ではないため，症例毎に心停止となっている要因は異なります **図7**．さらに敗血症の約50％で心筋の障害を起こしていると考えられています[1]．敗血症に伴う心筋障害はいわゆる "septic cardiomyopathy（敗血症性心筋症）" として知られており，敗血症関連心停止とも関連しています．近年，敗血症心筋症に対する一つの報告が注目されていまして，敗血症性心筋症の発症には相対的副腎不全が関与しているというものです[2]．敗血症性ショックの人で心停止になりそうな症例で，ステロイドを投与すると血圧が上昇し心停止が回避できることをしばしば経験しますが，相対的副腎不全により敗血症性心筋症をきたしていたために，ステロイドが著効していた可能性があります．敗血症性心筋症治療の "奥の手" としてステロイド投与を覚えておいてもよいでしょう．

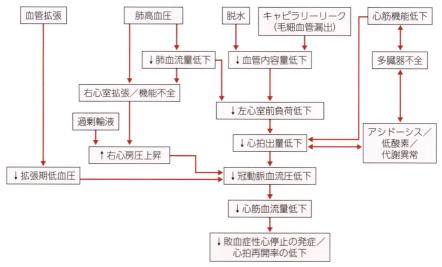

図7 敗血症関連心停止の病態
(Morgan RW, et al. J Crit Care. 2017; 40: 128-35[3])より改変)

敗血症性心筋症とは？

　敗血症性心筋症（septic cardiomyopathy）は 1980 年代に初めて，"敗血症中に起こる左室の拡張を伴う左室駆出率の低下" として報告されました[3]．敗血症性心筋症では左室のびまん性壁運動低下による心収縮能低下が認められ，これらの変化が可逆的であることも知られています．また収縮能の低下だけでなく拡張能の低下を呈することがあります．もしも拡張能の低下を認めると，その予後は不良であり，近年では拡張能の障害は大量輸液が原因なのではと輸液との関係が疑われています．

　このように敗血症心筋症は少しずつ知られてきましたが，簡単に診断できないのかと色々なバイオマーカーの有用性が検討されました．敗血症性心筋症のなかでも，トロポニンⅠ値が高いものは敗血症の予後も悪くなると考えられています[4]．

　基本的な治療は通常の心不全と同様ですが，カテコラミンの使用を最小限に抑えることも重要です．また近年ではβ遮断薬の投与が敗血症性心筋症に有効ではないかと報告されています．

敗血症関連心停止の治療

　基本的には通常の心停止と同じく BLS（basic life support，一次心肺蘇生法），ACLS（advanced cardiovascular life support，二次心肺蘇生法）にのっとって治療を進めます．敗血症関連心停止では"相対的バソプレシン欠乏"が指摘されており，心拍再開目的のエピネフリン使用に加えて，バソプレシンの使用も有効なのではないかと考えられていますが，未だに答えは出ていません．現時点では通常の BLS，ACLS にのっとって治療をして心拍再開を目指しますが，今後の研究成果にも期待したいところです．

敗血症関連心停止の心拍再開後の治療

　心拍が再開した場合にはどのような治療をすべきでしょうか．そもそも心拍再開後の症状は "sepsis-like syndrome" とも呼ばれ，敗血症の病態と類似しています．感染のフォーカスを明らかにするとともに，血液培養などを採取し治療のターゲットの検索が必要です．また原疾患である敗血症の治療の成功がないと，心拍再開しても維持は困難ですので，敗血症の治療も併せて行いましょう．なお心拍再開後の低血圧は死亡や神経学的な予後不良と密接な関連があり，低血圧が遷延すれば救命が難しくなります．

ブラッシュアップポイント
- 院内心停止のうち，13〜27％が敗血症関連心停止です．
- ステロイド投与は敗血症性心筋症治療の"奥の手"です．

📎 参考文献
1) Morgan RW, Fitzgerald JC, Weiss SL, et al. Sepsis-associated in-hospital cardiac arrest: epidemiology, pathophysiology, and potential therapies. J Crit Care. 2017; 40: 128-35.
2) Bagate F, Razazi K, Boissier F, et al. Association between relative adrenal insufficiency and septic cardiomyopathy: a preliminary report. Intensive Care Med. 2017; 43: 1924-6.

3) Parker MM, Shelhamer JH, Bacharach SL, et al. Profound but reversible myo-cardial depression in patients with septic shock. Ann Intern Med. 1984; 100: 483-90.
4) Mehta NJ, Khan IA, Gupta V, et al. Cardiac troponin I predicts myocardial dys-function and adverse outcome in septic shock. Int J Cardiol. 2004; 95: 13-7.

COLUMN ▶ **敗血症における体温**

　　　感染症において発熱自体は自然の反応であり，生体防御反応の一つです．感染症がある患者においては，発熱したからと言って予後が悪くなるとは限りませんが，非感染症例での高体温は一般的に予後不良となります．それでは敗血症ではどうなのでしょうか？

　敗血症も感染症が契機ですから，発熱自体が予後を悪くするということは基本的にないと考えてよいのではと思います．むしろ平熱や低体温が決定的な予後不良因子となります．38℃以上の発熱がある場合には，早期に感染症や敗血症を疑うことが可能で抗菌薬を速やかに投与する目安となりますが，熱が出ていない患者さんでは抗菌薬の投与に迷ったり，感染症や敗血症の診断自体が難しいことがあります．高齢者では無熱性もしくは低体温を呈する感染症や敗血症を発症しやすいことが知られています．

　一方で，心停止後症候群の高体温は予後不良だということが知られていますが，敗血症において高熱は必ずしも悪いものではなく，むしろ平熱や低体温に注意しなければなりません．同じ ICU 患者でも，その体温の意義は全然違うのです．

CHAPTER 14

敗血症関連脳症

　敗血症関連脳症（sepsis-associated encephalopathy: SAE）は発症率が9〜71%[1]（発症率の報告の差が大きいのは，診断がきちんとできていないためと思われます）と報告されており，決して稀な疾患ではありません．脳に器質的な異常を認めないものの，敗血症患者の意識が変容したり，著明な意識レベル低下を認めるものが，SAE の可能性が高いです．実際に敗血症患者において，意識レベルの低下や意識変容などは臨床の現場でよく遭遇するでしょう．それではそれらは全て"SAE"なのでしょうか？

敗血症関連脳症の病態

　SAE は色々な要因が関与しており，その詳しい機序はあまりわかっていませんが，"高い炎症反応"がその主病態であると考えられています．通常のサイトカインは血液脳関門（blood brain barrier: BBB）を通り抜けできませんが，脳脊髄液中のサイトカインが直接増えたり，末梢の炎症が迷走神経を通じて中枢に炎症が波及することがあります．それにより脳の脳室周囲，青斑核，白質などに影響を与え，SAE は起こると考えられています[1]．
　また他の機序として，エンドトキシンや TNF-α などの物質がタイトジャンクションや BBB を破壊することで，脳浮腫などを惹起し，SAE も引き起こします[2]．

どのように診断するのか？

　基本的には除外診断となります．感染症による脳炎や脳の器質的異常などを除外して他に考えられ得る脳症の可能性がない場合に SAE という診断と

なります．しかしながら除外診断に頼る診断基準ではどうしても曖昧さは拭えず，未だ概念的な疾患と言わざるを得ません．

またSAEとの鑑別として，脳梗塞や脳出血もあります．敗血症患者では脳血流の自己調節能が低下しているために，脳梗塞や脳出血となりやすく注意が必要です．検査をせずに安易に"敗血症関連脳症"と診断して治療が遅れることがあってはいけません．

採血検査，EEG（electroencephalography），CT，MRIなどにより他の疾患を除外し，そのうえでCAM-ICU（Confusion Assessment Method for the ICU）やICDSC（Intensive Care Delirium Screening Checklist）などを用いて認知機能を評価して，SAEの診断に迫っていきます．

その治療法は?

SAEの特異な治療法はなく，敗血症の根本的治療が唯一の治療法と考えられています．その他は症状に応じての治療となり，例えばSAEによりせん妄となれば鎮静・鎮痛を行うなどの処置となります．

その予後は?

基本的には敗血症がよくなるとSAEも改善するため，可逆性であり，そのものの予後は悪くないと考えられています．しかしなかには長期にわたって症状を残したり不可逆的なものもあり，それらは集中治療後症候群（post-intensive care syndrome: PICS）の一症状と考えられています．

敗血症関連脳症のトピックス

実際にSAEの研究では，SAEをどのように定義しているのでしょうか？2017年のIntensive Care Medicine誌の報告[3]においては，GCS<15もしくはせん妄を呈する敗血症患者を"SAE"と定義していました．もちろんどれくらい器質的異常を除外しているかで，その妥当性が問われますが，SAEを実際に調べる上で一つの方法になると思われます．そして高血糖，低血糖，

高 CO_2 血症，高ナトリウム血症，ブドウ球菌感染が SAE のリスクファクターであることが提言されています．

SAE は PICS の病態とも密接に関係しているため，今後より注目されていく病態であり，SAE の適切な予防・治療をして敗血症の長期予後改善を目指しましょう．

ブラッシュアップポイント
- SAE は除外診断です．
- SAE は可逆的であるものの，長期化するものがあります．

参考文献
1) Siami S, Annane D, Sharshar T. The encephalopathy in sepsis. Crit Care Clin. 2008; 24: 67-82.
2) Kuperberg SJ, Wadgaonkar R. Sepsis-associated encephalopathy: the blood-brain barrier and the sphingolipid rheostat. Front Immunol. 2017; 8: 597.
3) Sonneville R, de Montmollin E, Poujade J, et al. Potentially modifiable factors contributing to sepsis-associated encephalopathy. Intensive Care Med. 2017; 43: 1075-84.

CHAPTER

15

モニター

　敗血症患者ではモニター装着は全員になされており，患者の状態をリアルタイムで把握するのに非常に有用な機器ですが，時にモニターがあるゆえに医療者を困らせることがあります．モニターの弱点と有用性をきちんと理解し，うまく使いこなしましょう．

モニターの特徴と弱点

　モニターは患者の全身状態を数値化して評価させようとするものです．例えばバイタルサインをみるために，観血的動脈圧モニター，脈拍数，呼吸数，SpO_2，体温，などを画面に表示することは，現在の ICU ではどこでもごく一般的に行われています．その他にも，症状や状態に合わせて，CVP（central venous pressure），SVV（stroke volume variation），ICP（intracranial pressure），BIS（bispectral index），膀胱内圧などあげるときりがないくらいに敗血症患者はモニターされています．モニターの目的は主に，① 患者の状態を把握する，② 治療の反応を評価する（そして次の治療につなげる），③ 急変時の迅速な対応を可能にする，などです．モニターなくして敗血症の治療をすることはできません．

　一方，ICU でのモニターの弱点はそのアラームの多さです．皆さんも担当看護師さんが"何もないでしょう"と決めてかかった行動をしていたり，場合によってはアラームが鳴りっぱなしみたいな状況をみたことがあるのではないかと思います．平均すると ICU では 10 分間に 1 回程度のアラームが鳴っている．またアラームが鳴って実際に異常があったのはわずか 5%（陽性的中率）くらいで，残りの 95% は実際のところ何もないのにアラームが鳴っているのです[1]．モニターの役割として，前述した，③ 急変時の迅速な

第 15 章　モニター ■ 67

対応ということがあるため，急変を見逃すわけにはいかないので，感度が高く設定されているのです．

以上を踏まえますと，モニターは必要なものをきちんと装着させるのが一番大事なことです．不要なモニターはただアラームが鳴るだけで，ほとんど意味がありません．またモニターはもちろん治療をするわけではありませんので，モニターから得られた情報を適切に敗血症の治療につなげることが何より重要なのです．敗血症を管理する上で特に重要と思われる二つのモニターに関して以下に説明します．

血管内ボリュームの評価

敗血症で人工呼吸器下にある血管内ボリュームの評価には，呼吸性変動などの動的指標を利用したパラメーターによる評価方法を常に意識しましょう．

それでまず簡単な評価方法ですが，観血的動脈圧波形から血管内ボリュームの評価ができます．観血的動脈圧波形で呼吸性変動が強く認められる時には，血管内ボリュームが不足していますので，変動があるかどうかを注意してみましょう．また動脈圧ラインの立ち上がりがゆるやかな場合は心収縮力が低下しているため，血管内ボリュームが不足している可能性があります．輸液を負荷してみましょう．

次に，より正確に評価したい場合には以下の指標が有用です．① SVV，② pulse pressure variation (PPV)，③ 収縮期血圧呼吸性変動 (systolic pressure variation: SPV)，などです 表11 ．SVV では陽圧呼吸による胸腔内圧の変化がどれくらい1回拍出量に及ぼすかを評価します．PPV は前述の観血的動脈圧の変化を数値化したものです．数値化されているために細かい変化やより客観的に評価することができます．SPV は SVV や PPV と同様に呼吸性変動による変化をみたものですが，変化率を％でみておらず，実際の差 (mmHg) であらわしたものです．

人工呼吸器を装着した敗血症患者に対する，SVV と PPV を用いた血管内ボリュームの評価方針を示します 図8 ．このように SVV や PPV の値により血管内ボリュームを評価しながら，輸液戦略を考えるのが望ましいと思います．

表11 血管内ボリュームの評価指標

	式の説明	正常値
SVV	SVV（%）=（SVmax－SVmin）/SVmean SVmax: 呼吸サイクルあたりの最大一回拍出量 SVmin: 呼吸サイクルあたりの最小一回拍出量 SVmean: 呼吸サイクルあたりの平均一回拍出量	10〜15%
PPV	PPV（%）={Avg（PPmax）-Avg（PPmin）}/Avg（PPmean） PPmax: 呼吸サイクルあたりの最大の動脈拍動圧 PPmin: 呼吸サイクルあたりの最小の動脈拍動圧	<13%
SPV	SPV（mmHg）=SPmax－SPmin SPmax: 最大収縮期血圧 SPmin: 最小収縮期血圧	<10 mmHg

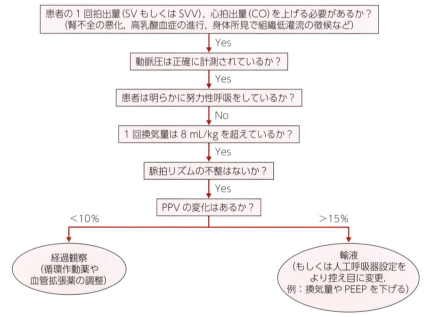

図8 SVV・PPVを用いた血管内のボリューム評価と輸液戦略
(Michard F. Anesthesiology. 2005; 103: 419-28[2)]より改変)

ところでなぜ呼吸性変動は生じるのでしょうか？ 呼吸性変動は，呼吸により胸腔内圧が変化し左室の前負荷が変化するために起こります．胸腔内圧の上昇によって肺血管などの左心系が圧迫され，肺血管から左室，左室から末梢への血流が増加します．そのため収縮期血圧や脈圧が増加し，呼吸性変

第15章 モニター 69

動が大きくなるのです.

　さらに血管内と血管外の両方のボリュームを評価したい場合には，体重測定を行いましょう. ICU における体重測定は連日行うことが望ましく，重要なボリューム評価の指標です.

目標血圧

　血圧は平均血圧（mean arterial pressure: MAP）≧65 mmHg を目標に行います. "65"という数字にそれほど強いエビデンスがあるわけではないのですが，EGDT（early goal-directed therapy）でも MAP≧65 mmHg と引用されているように，一定の目安となります. しかしながらもともと高血圧がある人などが敗血症性ショックとなった場合には，MAP を目標より高めに保つほうが望ましいです. フランスからの報告では，もともと高血圧を持った敗血症性ショック患者の MAP を 75～85 mmHg に保ったほうが急性腎障害の発生が低かったと報告されています[3]. このように，個人によって目標血圧は適宜修正する必要があります. 具体的には，乳酸値と肝機能・腎機能などの臓器障害の数値をみながら目標血圧を変えます. MAP≧65 mmHg が維持できていても乳酸値や肝機能・腎機能の悪化などがあれば，目標血圧はさらに高く設定する必要があります. 実際の臨床では，カテコラミンを使用しても血圧がなかなか上がらない症例を経験すると思いますが，乳酸値の上昇や臓器障害の進行がなければ，MAP≧65 mmHg を達成できてなくてもおそらく問題ないと思います.

　血管内ボリュームの評価と目標血圧のいずれにも共通しているのは，敗血症を治療する上で重要なことは，選んだモニタリング指標のトレンド（動的変化）を追うことです. 例えば血管内ボリュームの評価法として不正確性が叫ばれている CVP 測定でも，トレンドを追っていけば未だに有用な指標だと思います. そしてモニターのトレンドと臨床所見の両方を考慮して，治療方針を決定しましょう.

ブラッシュアップポイント

- みても何もしないものはモニターせず，不要なモニターを減らします．
- 選んだモニタリング指標のトレンド（動的変化）を追います．

参考文献
1) Görges M, Markewitz BA, Westenskow DR. Improving alarm performance in the medical intensive care unit using delays and clinical context. Anesth Analg. 2009; 108: 1546-52.
2) Michard F. Changes in arterial pressure during mechanical ventilation. Anesthesiology. 2005; 103: 419-28.
3) Leone M, Asfar P, Radermacher P, et al. Optimizing mean arterial pressure in septic shock: a critical reappraisal of the literature. Crit Care. 2015; 19: 101.

CHAPTER 16

輸 液

　敗血症の輸液について一緒に考えてみましょう．現在のところ敗血症に対する初期輸液蘇生として，30 mL/kg の晶質液を投与することが推奨されていますがエビデンスがあまりありません[1]．また"輸液をしたら血圧が上がったので，やっぱりショック状態だったか"と言っているのを経験したことはありませんか？（というか自分も言っている？）これは正しいのでしょうか．順を追って考えてみましょう．

フルイドチャレンジは敗血症に有効か?

　まず輸液で血圧が上がるのを観察する"フルイドチャレンジ"ですが，敗血症には有効でしょうか？　敗血症による血圧低下の原因の多くは，静脈の血管平滑筋の収縮不全や血管透過性の亢進です．血管内皮細胞障害や敗血症性 DIC に代表される凝固能の変化がこれらの病態を引き起こします．一方，フルイドチャレンジの目的は輸液負荷による心拍出量の増加です．そのため心拍出量が保たれているケースでは輸液でも血圧の変化がそれほどありません．もちろん敗血症は血管内脱水も併発していることがありますので，脱水に対する容量負荷の効果はありますが，敗血症の病態そのものにはノルアドレナリンなどの血管収縮薬が大きな役割を果たします．そのため敗血症には，フルイドチャレンジがあまり有効でないのです[2]．そしてフルイドチャレンジに反応がないものは"敗血症性ショック"と定義されることになりますが，敗血症が低血圧を示した時点で輸液のみで血圧が改善することはそれほど多くなく，ノルアドレナリンなどの血管収縮薬の投与がないと血圧の回復はあまり期待できません．

輸液をして血圧が上がればショック？

　健常児でも患者と同様，輸液をすれば心拍出量が増えるため，実は血圧は上がります．健常人も敗血症患者と同様に輸液負荷することにより，心拍出量が増えるため Frank-Starling の法則に従って血圧が上がります．なので"血圧が上がったから患者はショック状態だった"というのは正しくありません．正確には血圧の上がり幅が大きければショック状態だったと判断し，血圧の上がりが軽微もしくはほとんど認められなければショック状態でなかった可能性があります．

　これらの Frank-Starling の法則を応用して，輸液量の評価に心拍出量を指標とする方法も有効です．つまり血管内ボリュームが不足していればFrank-Starling の法則にのっとって心拍出量が減少するわけですから，心拍出量が十分保たれていれば，CVP や肺動脈楔入圧（pulmonary artery wedge pressure: PAWP）がいくつであろうと，輸液量は患者にとって十分だと判断できるでしょう．

敗血症に適した輸液の量と種類は？

　一般に生理食塩水や乳酸リンゲル液などの晶質液が初期輸液蘇生として利用されますが，生理食塩水に多く含まれるクロールは腎障害と関連があると言われており，大量輸液の際には注意が必要です．晶質液投与でも血管内脱水が改善しない場合はアルブミン投与などを考慮します．一方，人工膠質液である hydroxyethyl starch（HES）は国際的にも広く知れた膠質輸液ですが，敗血症ではその投与は推奨されていません[3]．腎代替療法や輸血の増加など，晶質液と比べて副作用が増えるからです．過剰輸液は死亡率と高い関連があるため，適切な量の輸液を行う必要がありますが，その評価方法は未だ確立されたものはありません．Passive leg raising（PLR），経肺熱希釈法，CVP，SVV などがありますが，単一のモニタリングの精度がよいものはなかなかありません．そこで種々のモニタリングや生体パラメーターを経時的に評価することが重要であり，その後輸液量を決定する必要があります．

第 16 章　輸液　73

ブラッシュアップポイント

- 敗血症ではフルイドチャレンジがあまり有効ではありません．
- 輸液量の評価方法は何でもよいですが，経時的に評価することがより重要です！

📎 参考文献
1) 日本集中治療医学会, 日本救急医学会, 編. 日本版敗血症診療ガイドライン 2016（J-SSCG 2016）ダイジェスト版. 真興交易医書出版部; 2017. p.66-7.
2) Nunes TS, Ladeira RT, Bafi AT, et al. Duration of hemodynamic effects of crystalloids in patients with circulatory shock after initial resuscitation. Ann Intensive Care. 2014; 4: 25.
3) Haase N, Perner A, Hennings LI, et al. Hydroxyethyl starch 130/0.38-0.45 versus crystalloid or albumin in patients with sepsis: systematic review with meta-analysis and trial sequential analysis. BMJ. 2013; 346: f839.

CHAPTER
17

抗菌薬治療

　敗血症での抗菌薬治療ですが，皆さんはどのようなプラクティスをしていますか？　敗血症性ショックに対して不適切な初期抗菌薬が選択されると5倍ほど生存率が下がることが臨床研究で証明されています[1]．敗血症の治療のエキスパートとなるには，抗菌薬を使いこなせる力が重要です．この章で一緒に勉強していきましょう．

経験的抗菌薬投与

カルバペネム系

　抗菌薬の切り札的存在であるカルバペネム系抗菌薬をなんとなく使用していませんか？　カルバペネム系抗菌薬の基本的な投与の基準ですが，原則として市中感染ではカルバペネム系抗菌薬は不要です．カルバペネムでないと効果が期待できない菌はESBL（extended-spectrum β-lactamase）やAmpC型βラクタマーゼ産生菌くらいなのですが，ESBLやAmpC型βラクタマーゼ産生菌は基本的に単純な市中感染症では起炎菌となりません．なのでカルバペネム系の適応は，3カ月以内に入院歴がありESBLなどの保有が疑われる患者となります．男性や高齢者もESBL保有のリスクとなります．一般的な考え方は以上述べたとおりですが，患者が敗血症や敗血症性ショックなど重症な場合にカルバペネム系抗菌薬を用いるかというのはとても悩ましい問題です．実際には日本の救命救急センターの多くが，初期抗菌薬としてカルバペネム系抗菌薬を用いています．また欧米などでは耐性菌の保菌が日本よりも多いため，欧米のガイドラインでは敗血症や敗血症性ショックの場合には，初期抗菌薬としてカルバペネム系抗菌薬を投与してよいとされています．日本にはあまりデータがないことと治療に失敗した場合に重篤な結

第17章　抗菌薬治療　75

果となるため，現状の日本では敗血症に対するカルバペネム系抗菌薬の投与はやむを得ないと思われます．今後，敗血症の初期抗菌薬としてカルバペネム系抗菌薬を投与すべきかのさらなるデータの蓄積が必要となります．いずれにしても後述するデエスカレーションの原則に基づけば，カルバペネム系抗菌薬でも耐性菌を増やすことなく適切に使用できます．

フルオロキノロン系

フルオロキノロンは組織移行性がよく，経口抗菌薬もあるため非常に臨床的価値が高い抗菌薬です．しかしながら，初期の経験的抗菌薬として使用が推奨されるべき抗菌薬ではありません．その理由ですが，フルオロキノロンは DNA 変異によりグラム陰性桿菌，陽性球菌など色々な菌の耐性化につながります．実際に若い女性の腎盂腎炎の治療として，経口フルオロキノロンは使用されてきましたが，現在かなり耐性化が進んでいます．さらにフルオロキノロンは，フルオロキノロンだけでなく他の抗菌薬の耐性を誘導します．フルオロキノロンの使用による MRSA（methicillin-resistant *Staphylococcus aureus*）の出現が報告され大きな問題となっています[2]．レジオネラ菌が原因の敗血症や，明らかな前立腺炎などフルオロキノロンの適応が明らかな疾患以外は極力初期の経験的抗菌薬として使用せず，他の抗菌薬が使用できるならば他の抗菌薬を選択しましょう．

抗 MRSA 薬

日本において以前は院内から検出されたブドウ球菌の多くが MRSA でしたが，近年の抗菌薬適正使用の努力により徐々に減少しています．一方で，市中感染による CA（community-associated）-MRSA 感染症は増加傾向にあります．CA-MRSA も皮膚軟部組織感染症を中心として，敗血症の原因となり得ますが重症化することは日本ではあまりありません．現在の日本で使用可能な抗 MRSA 薬は主にバンコマイシン，テイコプラニン，オキサゾリジノン系抗菌薬（リネゾリド，テジゾリド），アルベカシン，ダプトマイシンの5種類があります．2019年2月の時点で，敗血症はテジゾリド以外の全ての抗 MRSA 薬に保険適用があります．しかしながらそれぞれ使い分けがあり，例えばバンコマイシンは MRSA 治療に標準的に使用される薬剤ですが，腎毒

性や Redman 症候群などの副作用があり，腎機能障害などの臓器障害を敗血症性ショックではしばしば使いにくいことがあります．その点では，リネゾリドは腎機能にかかわらず投与量を変更する必要がないため，腎機能が変化する CHDF（持続的血液濾過透析）が必要な敗血症性ショックでも使用しやすい薬です（テジゾリドも腎機能で量を調節する必要はないですが，2019年2月の時点で敗血症，肺炎に適応がありません）．他には，ダプトマイシンは肺炎には適応がありません．ダプトマイシンは肺のサーファクタントにより不活化されるため，その効果が期待できないためです．なお TDM（therapeutic drug monitoring，治療薬物モニタリング）対象薬剤となるのは，バンコマイシン，テイコプラニン，アルベカシンの3つとなります．

　その他には各薬剤の臓器移行性を考慮しながら，適切な抗 MRSA 薬を選択しましょう．

抗菌薬併用療法

　敗血症に対する初期の経験的抗菌薬治療において，併用療法が必要なケースは限定的です．例えばよく緑膿菌をカバーをする際にピペラシリン（PIPC）＋アミノグリコシド系〔トブラシン（TOB）or タゾバクタム（TAZ）〕とすることがありますが，敗血症に対するその効果はどうなのでしょうか？

　一般的にアミノグリコシド系抗菌薬は緑膿菌を含むグラム陰性桿菌には強い作用を有しますが，グラム陽性菌への作用は弱いことが知られています．そのため，よくアミノグリコシド系とβ-ラクタム系抗菌薬は併用され，この両者をあわせるとシナジー効果（相乗効果）によってより強い抗菌作用を発揮させることができます．そのため敗血症に対するアミノグリコシド系とβ-ラクタム系抗菌療法は長い間有効だと考えられてきましたが，近年のシステマティックレビュー，メタ解析の結果ではその併用療法の優位性はありませんでした[3]．死亡率に改善なく，またアミノグリコシド系を併用すると腎毒性により腎機能障害の発症率が増えたのです．敗血症の初期の経験的抗菌薬投与では，併用療法よりもまず確実に起炎菌をカバーしているかが重要であり，さらに敗血症では腎機能障害を認めることが多く，腎毒性のデメリットも影響したと考えられます．

　そのため敗血症の初期の経験的抗菌薬投与において，ルーチンの併用療法

は行わないほうがよいでしょう．しかしながら起炎菌を外した抗菌薬の治療は致命的であるために，予想される起炎菌の候補が単一の抗菌薬ではカバーできないと考えた場合にはじめて併用療法を考慮します．

デエスカレーションが可能な状態を見極める

デエスカレーション（de-escalation）とは初期に広域抗菌薬を投与し，起炎菌が判明した後に抗菌薬をより狭域のものに変更するものです．患者予後の改善，耐性菌の抑制，抗菌薬関連合併症の減少に寄与していると言われています．敗血症の患者は重症状態であるためデエスカレーションの原則に基づいて治療する必要があります．ではどのような場合にデエスカレーションしてよいのでしょうか？　実は以下の5つ全てを満たす必要があります．

① 初期治療がうまくいき，患者の経過が良好である
② 感染源がコントロールされている
③ 起炎菌が判明している
④ 起炎菌の薬剤感受性が判明している（もしくは感受性が推測可能である）
⑤ デエスカレーション後に患者の状態を注意しながらみることができる

です．特に注意しなければいけないのは ① です．しばしば ③，④ のみがクリアしたという理由でデエスカレーションを試みる人がいますが，敗血症性ショックは非常に重症度の高い疾患で，デエスカレーションの失敗が命とりとなる時があります．万が一，デエスカレーションに失敗して状態が悪化したとしても，リカバリーショットが十分打てる状態になるのを待ってからデエスカレーションを実行しましょう．

培養陰性の時にデエスカレーションは可能か？

敗血症性ショックでは実は約30％で培養検査が陰性となります[1]．そのような時にはデエスカレーションをするか臨床現場では判断に迷うことかと思います．実際のところ，デエスカレーションは可能なのでしょうか？　IDSA（Infectious Diseases Society of America，米国感染症学会）ガイドライン

では，培養検査が陰性の場合にはデエスカレーションは推奨されていません．一方で SSCG 2016 では培養陰性でも全身状態が改善しているならばデエスカレーションが可能とされています．

　敗血症において，培養陰性の時のデエスカレーションは未だ議論があるのですが，全身状態が"十分"改善していれば可能です．しかしながら実臨床では，真面目な医師ほど"デエスカレーションしないとダメだ"と思い込みが強く，積極的にデエスカレーションを行い，却って回り道をしているのではないかというケースがあるように思います．教科書には，"デエスカレーションしなさい"と書いてあるため彼に何ら間違いはありません．しかしながら教科書にはあれほど，"デエスカレーションしなさい"と書いてあるのにもかかわらず，海外のデータをみるとデエスカレーションの実施率は実はそれほど高くありません．

　培養検査が陰性の場合，全身状態が本当は"十分"改善していない患者において，デエスカレーションが行われることをしばしば経験します．真面目な日本人の医者に，よい意味でもう少しデエスカレーションをさぼってよいよ，というのが私の感想です．敗血症性ショックは重篤な疾患ですので，患者がよくなっている時にあえて動かず，よくできるまでトコトンよくするのも一つの賢いストラテジーです．

病院前抗菌薬投与

　2018 年の敗血症に対する抗菌薬治療の面白い話題に，病院到着前の救急車内から抗菌薬を投与するという"病院前抗菌薬投与"があります[4]．この研究は，Prehospital Antibiotics against Sepsis（PHANTASi）と呼ばれ，"ファンタシー"という名前も非常に覚えやすいです．果たして，病院前抗菌薬投与に"ファンタシー"はあったのでしょうか？

　敗血症の組み入れ基準には SIRS 基準を用いていますが，病院前では SIRS 基準項目の一つである白血球数がわかりません．そのため SIRS 基準の体温を必須項目とし，呼吸数と脈拍数の一つ以上を満たす場合に SIRS とし，感染が疑われた場合に敗血症と診断しました．介入群は血液培養採取後に，セフトリアキソン 2 g を投与するというもので，通常ケア群と比較しました．結

果ですが，28日死亡・90日死亡ともに改善しませんでした．敗血症ガイドライン（SSCG 2016, J-SSCG 2016）では診断後1時間以内に抗菌薬を投与することが推奨されていますが，それでは抗菌薬の早期投与には意味がなかったのでしょうか？

　この研究の著者らはその理由として，病院前から抗菌薬投与したために重症度が低い患者がたくさん含まれたため，死亡アウトカムの発生が少なかったことをあげています．私は，抗菌薬早期投与で死亡が改善されなかったのは，循環器救急で遭遇するSTEMI（ST-segment elevation myocardial infarction）に対する治療の研究結果と非常によく似ているように思っています．2013年に医学トップジャーナルであるNEJM誌に発表されたこの研究では，ST上昇型の心筋梗塞のdoor-to-baloon time（来院してから心臓カテーテル治療をやるまでの時間）を短くしても，心筋梗塞の死亡率が変わらなかったと報告されました[5]．これはなぜでしょう？　実はこれは臨床疫学の世界ではよく知られている問題なのです．心筋梗塞の研究では，おそらく発症から救急車までの時間が長いので，door-to-baloon timeを短くしても予後が改善しなかったのではないかと考察されています．病院前抗菌薬投与も同様に，敗血症を発症してから救急車に乗るまでの時間がとても長いのだと思います．特に敗血症は感染が契機なので，外傷やST上昇型心筋梗塞と異なり発症時間（onset）が明確ではありません．つまり発症から治療のトータルでの時間を減らすことが重要です．これらの問題はドクターカーやドクターヘリでも同様です．例えばドクターヘリで患者を早く連れて帰っても，病院内でCT検査の待ち時間が長く治療ができないのであればその有効性はありません．このように今後は発症から治療までの時間（total time）を計測できるような研究の立案が望まれています．

細菌培養検査のピットフォール

　前述のデエスカレーションを実践する上で，適切な培養検査の採取は必須事項です．培養検査が実施されていないとデエスカレーションができないため，治療終了まで広域抗菌薬を投与せざるを得なくなります．そうすると耐性菌発生や抗菌薬関連下痢症などの発症リスクとなってしまいます．またそ

れに伴い医療費も余分にかかることになります．そのため培養検査をきちんと採取することは非常に重要なのです．

細菌によって培養の方法が異なります．例えば髄膜炎菌や淋菌は常温で保存する必要があります．これらの菌は冷蔵すると死滅してしまうためで，そのため髄液検体の取り扱いには注意を払う必要があります．

また血液培養は必ず2セット，不明熱や感染性心内膜炎を疑う場合は3セット提出しましょう．細菌の検出感度やコンタミネーションかどうかを知るには複数セットの血液培養採取が必要不可欠です．

ブラッシュアップポイント

- フルオロキノロン系抗菌薬を初期の経験的抗菌薬として使用しません．
- 培養陰性でもデエスカレーションは可能．

参考文献

1) Kumar A, Ellis P, Arabi Y, et al. Initiation of inappropriate antimicrobial therapy results in a fivefold reduction of survival in human septic shock. Chest. 2009; 136: 1237-48.
2) Charbonneau P, Parienti JJ, Thibon P, et al. Fluoroquinolone use and methicillin-resistant *Staphylococcus aureus* isolation rates in hospitalized patients: a quasi experimental study. Clin Infect Dis. 2006; 42: 778-84.
3) Paul M, Lador A, Grozinsky-Glasberg S, et al. Beta lactam antibiotic monotherapy versus beta lactam-aminoglycoside antibiotic combination therapy for sepsis. Cochrane Database Syst Rev. 2014; (1): CD003344.
4) Alam N, Oskam E, Stassen PM, et al. Prehospital antibiotics in the ambulance for sepsis: a multicentre, open label, randomised trial. Lancet Respir Med. 2018; 6: 40-50.
5) Menees DS, Peterson ED, Wang Y, et al. Door-to-balloon time and mortality among patients undergoing primary PCI. N Engl J Med. 2013; 369: 901-9.

COLUMN　抗菌薬投与で敗血症性ショックになる，ヤーリッシュ・ヘルクスハイマー反応を知っていますか？

　皆さんはこのヤーリッシュ・ヘルクスハイマー反応（Jarisch-Herxheimer Reaction: JHR）を聞いたことはありますか？　梅毒，レプトスピラ症，回帰熱（*Borrelia* を病原体とする感染症）の治療の際にペニシリン系やセフェム系の抗菌薬を投与すると JHR は起こります．JHR は，上記の抗菌薬投与後間もなく，悪寒・発熱・頻脈・血圧低下など敗血症性ショックをきたす反応です．これは抗菌薬により起炎菌が一気に死滅して，炎症性サイトカインや毒素などが体内で増加するために起こる反応です．なので敗血症性ショックそのものの病態が抗菌薬により引き起こされるわけですが，通常は短期間（数日以内）で元の状態に戻ります（カテコラミンの投与が必要になるケースもあります）．

　これらは抗菌薬投与する前から予測できる反応ですので，皆さんは梅毒やレプトスピラが起炎菌として疑われる場合，抗菌薬を投与する前にきちんと患者さんに JHR が起きる可能性があることを説明しておかなければなりません．また JHR を知らない場合，抗菌薬の副作用による薬疹やアナフィラキシーショックと誤診されることもあります（JHR により皮疹が出現することもしばしばあります）．近年では梅毒患者も増えており，JHR をきちんと覚えておけば慌てなくて済むでしょう．

　少し余談ですが，レプトスピラ症の患者が胆管胆嚢炎と間違われる症例をしばしばみます．レプトスピラは心窩部痛や黄疸をきたすので，胆管胆嚢炎と鑑別に苦慮することがあります．そのような時は結膜をチェックしましょう．レプトスピラ症ではほぼ（95％くらい）結膜充血をきたしますが，胆管胆嚢炎では結膜充血は認めません．鑑別診断に有用ですので覚えておきましょう．

CHAPTER 18

抗ウイルス薬治療

　敗血症の抗ウイルス薬治療についてお話しますが，そもそも敗血症のなかでウイルスが原因のものはどのくらいあるのでしょうか？　ウイルスによる敗血症はその国の公衆衛生の状態により罹患率は異なります．2017年のアジア（インドネシア，タイ，ベトナムの3カ国）からの報告では成人の敗血症の原因の12%がウイルスによるもの，また4%は細菌とウイルスの混合感染であったと報告されています．このようにウイルスが原因の敗血症は比較的少ないのですが，血液培養では当然ウイルスは検出されないため，ただ漠然と検査をしていても敗血症の原因ウイルスを特定できないという難しさがあります．

ウイルスによる敗血症の特徴

　ウイルスによる敗血症の特徴として必ず知っておかないといけないのが，インフルエンザウイルスによる肺炎のような新規の感染による敗血症発症だけでなく，"既感染ウイルスの再活性化"で敗血症となることです．元々既感染していて潜伏していたウイルスが，免疫抑制状態時に再活性化してくるというものです．例えば外科手術後，外傷，熱傷，重症内因性疾患などはもちろんのこと，敗血症そのものでも既感染ウイルスの再活性化により，二次性にウイルス性の敗血症の状態となり得ます．

　以上より，ウイルスに関連した敗血症には，① 元々ウイルスが原因で敗血症となった，② 他の重篤な疾患に罹患したため既感染のウイルスが再活性化され敗血症となった，の2つの機序に大別できます．

第18章　抗ウイルス薬治療　83

どのウイルスが敗血症を引き起こすのか？

敗血症は呼吸器感染が原因としては一番多いのですが，それを反映してかインフルエンザウイルスが敗血症の原因ウイルスとして最も多いです[1]．またデングウイルスが多い地域もありますし（もちろん日本でデングウイルス感染は稀です），インフルエンザウイルスや小児の RS ウイルス（respiratory syncytial virus）による肺炎のように時期によってもその罹患率は異なります．既感染ウイルスの再活性化に関しては，敗血症患者の血液中の DNA を調べると，サイトメガロウイルス（24.2％），EB ウイルス（Epstein-Barr virus）（53.2％），ヒトヘルペスウイルス 1 & 2 型，（14.1％），ヒトヘルペスウイルス 6 型（10.4％），TT ウイルス（77.5％）が敗血症患者で増加していることがわかりました（ちなみに TT ウイルスは 1997 年に日本人によって発見されたウイルスで，肝炎の関与が言われていますが，詳細はまだよくわかっていないウイルスです．TT は患者の名前のイニシャルに因んで付けられました）．これらのウイルスは敗血症の原因となり得ますが，対症療法しかないウイルスも多く（以下に治療できるウイルスを紹介します），しばしばその治療は難しいものになります．

診断方法の多くは患者さんの採血を行って，原因ウイルスの血清抗体価を測定します．また標的ウイルスの PCR 法や DNA の検出でも診断が可能です．

各ウイルスの特徴と抗ウイルス薬

インフルエンザウイルス（Influenza virus）

実はインフルエンザウイルスは A 型，B 型だけでなく C 型もあります．ただヒトに流行を起こすのは A 型と B 型だけなので，C 型はあまり知られていません．また A 型はヒト以外にもブタなどの哺乳類や鳥類などにも感染しますが，B 型の流行が確認されているのはヒトだけなのです．これらの理由からインフルエンザ簡易検査キットはAとBだけがわかるようになっています．

またインフルエンザウイルスはご存知のとおり肺炎が最も多いですが，その他脳炎，心膜炎，筋炎なども起こし得ます．インフルエンザウイルスによ

る敗血症はしばしば臨床現場で経験しますが，しばしばクレアチンキナーゼ（CK）の上昇を認めることがあります．レジオネラ菌による CK の増加は有名ですが，インフルエンザでも CK の増加を認める症例が多いという報告が近年散見されます[2]．その意義はまだはっきりわかっていませんが重症度と関連していると考えられています（つまり CK が高い症例ほど予後が悪い）．インフルエンザの検査を熱心にやるのは日本以外の国ではないでしょうから，日本から新しい知見を発信していきたいところです．

　さて治療ですが，敗血症のような重症例では，オセルタミビル（タミフル®）が最も使用された経験があります．しかしながら経口投与が困難な場合や確実に投与が求められる場合（重症例では経口投与だとよく吸収されない場合があります）には，経静脈投与による治療薬としてペラミビル（ラピアクタ®）の使用がよいでしょう．

サイトメガロウイルス（Cytomegalovirus）

　サイトメガロウイルスは肺炎，腸炎，脳炎，脊髄炎，膀胱炎，網膜炎などの原因となりますが，ICU では肺炎の頻度が多く，また臨床的にも問題となります．

　その治療薬ですが，ガンシクロビル（デノシン®）がサイトメガロウイルス感染症の静脈注射用治療薬として使用可能な他，内服薬もバルガンシクロビル（バリキサ®）があります．ガンシクロビルの経口投与では生体内利用率は数％しかないために臨床的には効かないのですが，バリンエステル化されたプロドラッグであるバルガンシクロビルであれば効果が期待できます．また難治性のサイトメガロウイルスによる敗血症にはホスカルネット（ホスカビル®）が有効ですが，日本ではまだ保険適用が限定されているのと，腎機能障害の副作用があるためその使用にはやや注意が必要です．

単純ヘルペスウイルス（Herpes Simplex virus）

　単純ヘルペスと言うと口内炎や帯状疱疹などの比較的軽い症状のものが頭に浮かぶかと思いますが，単純ヘルペス脳炎や水痘肺炎のように重症化して敗血症となることがあります．小児では全脳炎が多いですが，成人では脳梁を取り囲む帯状回と海馬傍回あたりに炎症が起こる，いわゆる"辺縁系脳炎"

第 18 章　抗ウイルス薬治療　■ 85

を起こしやすいです．治療薬はアシクロビル（ゾビラックス®）を用います．

その他の稀なウイルス

その他のウイルスでも敗血症に合併したり，敗血症そのものの原因となります．例えば日本では時折散見される，成人の麻疹（measles virus）も病状によっては重症化することが知られています．また稀な疾患では，ラッサ（Lassa）熱，エボラ（Ebola）ウイルス，マールブルグ（Marburg）ウイルスなど，重篤化して敗血症となるウイルス疾患は数多くあります．

ウイルスが原因の敗血症の予後

細菌性による敗血症と比べると，発症数が少ないため死亡数は少ないですが，原因ウイルスにより予後は異なるため，ウイルス性敗血症としての予後は様々と言わざるを得ない状況です．しかしながら，サイトメガロウイルスなどをはじめとした既感染ウイルスの再活性化した敗血症の予後が悪いことはわかっています[3,4]．敗血症管理をする上で，細菌や真菌だけでなく，ウイルスが関与している可能性も念頭において診療しましょう．

ブラッシュアップポイント
- ウイルスが原因の敗血症は比較的少なく，疑うことが重要です．
- 既感染ウイルスの再活性化した敗血症の予後はよくありません．

参考文献
1) Southeast Asia Infectious Disease Clinical Research Network. Causes and outcomes of sepsis in southeast Asia: a multinational multicentre cross-sectional study. Lancet Glob Health. 2017; 5: e157-67.
2) Fadila MF, Wool KJ. Rhabdomyolysis secondary to influenza a infection: a case report and review of the literature. N Am J Med Sci. 2015; 7: 122-4.
3) Walton AH, Muenzer JT, Rasche D, et al. Reactivation of multiple viruses in patients with sepsis. PLoS One. 2014; 9: e98819.
4) Limaye AP, Kirby KA, Rubenfeld GD, et al. Cytomegalovirus reactivation in critically ill immunocompetent patients. JAMA. 2008; 300: 413-22.

CHAPTER 19

抗真菌薬治療

　敗血症を起こすのは細菌だけではありません．いわゆる"カビ"が原因で敗血症となることがあります．"カビ"はどこから身体に入るのでしょうか？実は，通常の健常人でも絶えず"カビ"を空気中から吸ったり触れたりしていますが，免疫力があるために臨床的にはほとんど問題になりません．つまり"カビ"が原因で敗血症となるのはとても特殊な状況です．患者は何らかの原因で易感染性となり，免疫力が著しく低下しているのです．

真菌による敗血症の診断

　本邦においては，培養検査と β-D グルカンが真菌による敗血症の診断に有用です．注意すべきことは β-D グルカンだけでは，どの真菌による感染なのかがわかりません．真菌感染があるかどうかの，いわばスクリーニング検査であり，必ず培養検査とセットで提出することが必要です．また敗血症ではその重症病態から，アルブミン製剤を投与されていることがありますが，そのような時は β-D グルカンは偽陽性となります．偽陽性か，本当に陽性かを判断するには臨床症状はもちろんですが，β-D グルカンの数値の経時的な変化が参考になります．また通常アルブミン製剤の投与による β-D グルカンの上昇はごく軽微なので，β-D グルカンの数値からも，偽陽性なのか本当に陽性かも概ね判断可能です．また先述のとおり，培養検査も一緒に提出していれば，偽陽性に惑わされる心配もないでしょう．

　あとはカンジダであればカンジダマンナン抗原，アスペルギルスであればガラクトマンナン抗原を計測することでより確実に診断できますが，筆者はあまり使いません．培養検査と β-D グルカンの併用検査だけで，真菌による敗血症の診断に困ることはほとんどありません．

第 19 章　抗真菌薬治療　87

真菌の種類

カンジダ（*Candida*），アスペルギルス（*Aspergillus*），クリプトコッカス（*Cryptococcus*），ムーコル（*Mucor*）などがあります．これらの真菌のいずれも敗血症となりますが，感染部位は臓器特異性があります．カンジダは食道炎，眼内炎，アスペルギルスやムーコルは肺炎，クリプトコッカスは髄膜炎，などが有名です．なおカンジダとクリプトコッカスは酵母様真菌で，アスペルギルスとムーコルは糸状様真菌なので，鏡検すると大まかな鑑別が可能となっています．

侵襲性カンジダ血症

敗血症の原因となる真菌で最も多いのはカンジダであり，カンジダ属には多くの種類がありますが，臨床的に問題になる以下の5つを知っておけば十分です 表12 ．またカンジダは多くの場合，ミカファンギン（MCFG）とフルコナゾール（FLCZ）の2つの薬剤を使いこなせれば治療可能です．もちろん，その2剤が無効な場合もありますが，その時は感染症科の先生の出番です．また敗血症では，通常，菌種が判明する前に治療を開始する必要に迫られるため第一選択薬としてMCFGで治療を開始して，菌種が判明した後に抗真菌薬をステップダウンさせて治療を継続します．

本症を疑った場合に必ず忘れてはならないのは眼科コンサルトです．つまり眼内炎の有無のチェックであり，見逃すと失明することがあります．また眼内炎を併発した場合には長期間の抗真菌薬投与が必要になることがほとん

表12 カンジダの菌種の違いによる頻度や治療薬

菌種	頻度	治療薬
C. albicans	約50%	FLCZ
C. parapsilosis	約20%	FLCZ
C. tropicalis	約10%	FLCZ
C. glabrata	約20%	MCFG
C. krusei	数　%	MCFG

どで，眼内炎の精査は必ず忘れずに行いましょう．

侵襲性アスペルギルス症

　侵襲性アスペルギルス症を疑った場合の第一選択薬はボリコナゾール (VRCZ)となります．VRCZ が他の真菌感染で第一選択となることは少ないため，"VRCZ はアスペルギルスの薬"と簡単に覚えておいてもよいでしょう．さらに VRCZ のよい点は，内服薬があるのですが，内服薬はバイオアベイラビリティが非常に高い (96%) です．その他，イトラコナゾール (ITCZ) や後述する L-AMB でも治療可能です．

　少し余談ですが，同じアスペルギルスが原因で起こる，"アレルギー性気管支肺アスペルギルス症"という病気があります．名前も侵襲性アスペルギルス症と似ていますが，治療法が完全に異なります．アレルギー性気管支肺アスペルギルス症は喘息様症状で来院しますが，アスペルギルスに対するアレルギー反応であるため，治療はステロイドの投与となります．救急外来での喘息患者の鑑別疾患の一つとして，頭の片隅に覚えておきましょう．

抗真菌薬による治療

　抗真菌薬は，① アゾール系，② キャンディン系，③ ポリエン系，④ ピリミジン系，の4つに大別されます 表13 ．①② の使用法は前述のとおりですが，③ ポリエン系のアムホテリシン B リポソーム製剤 (liposomal amphotericin B: L-AMB) (アムビゾーム®) は抗真菌薬のなかで最もスペクトラムが広い薬剤です．従来のアムホテリシン B (amphotericin B: AMPH-B) はその副作用（腎毒性，粘膜障害，静脈炎など）の多さからあまり使用されない傾向にありましたが，L-AMB は副作用を軽減したものとして開発されました．L-AMB は MCFG と同様に，真菌の菌種が判明する前の敗血症の初期治療薬として有効な薬剤の一つです．

　なお，④ のピリミジン系のフルシトシンは，耐性菌になりやすく，また骨髄抑制や肝障害が出やすいことから，救急医が自身で使用することはほとんどないでしょう（使用する場合は，他の抗真菌薬との併用のケースです）．フ

表13 抗真菌薬の種類（侵襲性カンジダ症の診断・治療ガイドライン[1]より引用）

アゾール系薬		
フルコナゾール	Fluconazole	FLCZ
ホスフルコナゾール	Fosfluconazole	F-FLCZ
イトラコナゾール	Itraconazole	ITCZ
ボリコナゾール	Voriconazole	VRCZ
ミコナゾール	Miconazole	MCZ
キャンディン系薬		
ミカファンギン	Micafungin	MCFG
カスポファンギン	Caspofungin	CPFG
ポリエン系薬		
アムホテリシンB	Amphotericin B	AMPH-B
アムホテリシンBリポソーム製剤	Liposomal amphotericin B	L-AMB
ナイスタチン	Nystatin	NYS
ピリミジン系薬		
フルシトシン	Flucytosine	5-FC

ルシトシンの存在を知っておく程度で問題ないと思います．

　真菌による敗血症は診断をはじめ治療もまた難しく，さらにその治療期間が長期化しやすい特性があります．そのため抗真菌薬の中止のタイミングを判断するのも時として難しいものです．裏を返すと，敗血症エキスパートの腕のみせどころの病態でもあり，しっかり勉強しておきましょう．

ブラッシュアップポイント
- 真菌による敗血症では培養検査と β-D グルカンを提出します
- 侵襲性カンジダ血症では眼内炎のルールアウトを！

参考文献
1) 日本医真菌学会．侵襲性カンジダ症の診断・治療ガイドライン．<http://www.jsmm.org/index.html>（2019.2.1 アクセス済）

CHAPTER

20

ドレナージ治療

　敗血症のドレナージの適応がある疾患にとって適切なドレナージをすることはとても重要です．抗菌薬の投与よりもはるかに大事と言っても過言ではなく，便まみれの下部消化管穿孔や膿瘍外へ炎症が波及するアクティブな膿瘍では抗菌薬治療の効果には限界があり，ドレナージ治療を行うことが根本的な治療法となります．よく痙攣重積では，"止めて悪い痙攣はない"と言われるように，痙攣をみたらすぐに抗痙攣薬などを投与して痙攣を止めるかと思います．同じように，"ドレナージして悪い膿瘍はない"と考えてよいと思います．もちろんドレナージに伴う侵襲がありますし，ドレナージしなくても治癒できるものもありますので，全ての膿瘍をドレナージせよということではありません．しかしながら膿瘍が原因で敗血症となったのであれば，"膿瘍のドレナージを行う"，ことを躊躇すべきではありません．

膿瘍形成とドレナージ

　基本的に膿瘍に対するドレナージ術は"できるだけ早く行う"ことが原則です．膿瘍を速やかに体の外へ出して状態の改善を図ろうというもので，待つこと自体がメリットとなる病態はほとんどありません．

　その例外として，感染性膵壊死による膿瘍形成の場合は4週間経ってから行います．その理由ですが，4週間経つと膿瘍自体が被包化されるため，ドレナージにより膿をまき散らす可能性が減り，またドレナージの手技自体が容易になります．

第 20 章　ドレナージ治療 ■ 91

感染性膵壊死とドレナージ

　感染性膵壊死は敗血症のなかでも重症になりやすい疾患の一つです．通常の膵炎は膵酵素による膵組織の自己融解であるため，無菌的に発症して SIRS を呈しますが，敗血症にはなりません．しかしながら，膵臓が壊死して感染すると敗血症となります．感染性膵壊死の起炎菌はその多くが腸内細菌であり，*Escherichia coli*（大腸菌）が最多であり，その次が *Enterobacter aerogenes*（エンテロバクター・アエロゲネス）でした[1]．治療は necrosectomy（膵壊死部切除）もありますが，全身状態が落ち着いていれば，発症後 4 週間経過してからの，膿瘍に対する内視鏡的もしくは経皮的ドレナージが選択されます．Necrosectomy を行う場合でも，壊死性筋膜炎などのデブリードメント手術とは戦略が大きく異なり，できるだけ待機的に行ったほうが壊死組織が明瞭となり，手術も施行しやすくなります．患者の侵襲という観点からは，内視鏡的もしくは経皮的ドレナージが最もよいと考えます．内視鏡的ドレナージの場合には，胃に穴をあけながら隣接する感染性膵嚢胞に向けてドレナージチューブを挿入することがあります．そのような場合には，嚢胞内の液体は胃内へのドレナージが可能です．

肝膿瘍とドレナージ

　肝膿瘍でも膵炎と同様，*E. coli* は起炎菌として多いですが，最多は *Klebsiella pneumoniae*（クレブシエラ・ニューモニエ，別名: 肺炎桿菌）です．*K. pneumoniae* による肝膿瘍は，"a new invasive syndrome" として Lancet Infect Dis 誌にも紹介されています[2]．<u>肝膿瘍を診断したときに必ずやらないといけないことは，合併症の検索</u>です．肝膿瘍は多くの合併疾患を持つことが知られており，他の部位（脾臓や腸腰筋など）の膿瘍検索や脳炎，眼内炎，椎体炎などを合併します[3]．感染経路は経胆道的が多いと同時に，原因がはっきりしない，いわゆる "特発性" も多く認めます．いずれにせよ治療はドレナージと抗菌薬投与です．ドレナージの適応ですが，孤発性であれば 5 cm 以上で経皮的ドレナージを行います．多発性や多房性の場合には手術による外科的ドレナージも考慮に入れます．抗菌薬は合併症がない場合，セフ

トリアキソン（CTRX）2 g×1/日＋メトロニダゾール（MDZ）500 mg×3/日などを使用しますが，アメーバ肝膿瘍の可能性がなければピペラシリン（PIPC）/タゾバクタム（TAZ）4.5 g×4/日でもよいと思います．

婦人科疾患のドレナージ

　卵巣卵管膿瘍や子宮卵膿腫などは婦人科疾患で膿瘍をきたし敗血症となることが知られています．卵巣卵管膿瘍は子宮内膜症に合併することが多いため，卵巣卵管膿瘍をみた場合にはドレナージにとどまるだけでなく，子宮内膜症の有無を鑑別する必要があります．また開腹ドレナージだけでなく，近年は低侵襲な経腟超音波下穿刺吸引ドレナージも行われています．

　子宮留膿腫は，子宮頸管や腟の閉塞により子宮腔内に膿が貯留して発熱や下腹部痛などを示す疾患です．閉塞の原因ですが，子宮頸がんや大腸がんなどの悪性腫瘍によるものや，加齢に伴う頸管萎縮による頸管狭窄などがあります．治療としては腹腔内に穿破がなければ，経腟的洗浄ドレナージよる治療が可能です．一方，腹腔内に穿破し，腹膜炎を呈した場合には，開腹ドレナージ術が必要となります．

外科的ドレナージとカテーテルを用いた経皮的ドレナージ

　経皮的ドレナージは患者への負担が少ないというメリットがあります．一方で膿瘍が多発していたり，経皮的ドレナージが困難な場所では外科的ドレナージを考慮します．病態，患者の状態によりその選択は一様ではなく，様々となります．

　敗血症におけるドレナージ術は古くから重要な治療法の一つです．タイミングを逃さず適切なドレナージを心がけましょう．

ブラッシュアップポイント

- ドレナージは抗菌薬よりも重要な治療法です．
- "ドレナージして悪い膿瘍はない"（感染性膵壊死による膿瘍を除く）

📎 参考文献
1) Beger HG, Bittner R, Block S, et al. Bacterial contamination of pancreatic necrosis. A prospective clinical study. Gastroenterology. 1986; 91: 433-8.
2) Siu LK, Yeh KM, Lin JC, et al. *Klebsiella pneumoniae* liver abscess: a new invasive syndrome. Lancet Infect Dis. 2012; 12: 881-7.
3) Rahimian J, Wilson T, Oram V, et al. Pyogenic liver abscess: recent trends in etiology and mortality. Clin Infect Dis. 2004; 39: 1654-9.

COLUMN 不明熱と敗血症

"発熱が続いているけど敗血症かな？"と思ったことはありませんか？　敗血症の厳密な意味では感染が原因でなければなりませんが，Sepsis-3 の定義（第 3 章参照）では感染症を疑っていれば本当に感染症があったかに関係なく"敗血症"と呼んでよいとされています．しかしながら発熱があったときに，感染によるものか否かは常に念頭においておかなければなりません．

日本において古典的な不明熱（3 週間以上の発熱が 2 回以上あるもの）のうち，最終的な原因は，炎症性疾患が 31％，感染症が 23％，悪性腫瘍が 11％，その他が 12％，原因不明が 23％でした[1]（国や地域によって分布は異なりますのでご注意ください）．このように不明熱の場合には，感染症が原因のものが約 1/4 を占めます．また適切な発熱ワークアップがされた上でのものですので，血液培養が摂取されていないために診断困難になったものなどを含めると感染症が原因の不明熱は非常に多いと思われます．

また不明熱と診断する前に，以下の検査を適切にやらなければなりません[2]．特に血液培養は最も重要で，必須です．また PET などの核医学的評価は少し手間ではありますが，不明熱の診断にとても役に立ちます．これらを実践して，不明熱が不明でなくなるように診療能力の向上を目指しましょう．

- 詳細な病歴聴取
- 身体診療を繰り返すこと
- 血算（白血球分画を含む）．一般生化学（LDH，ビリルビン，肝酵素など）
- 尿定性・沈着
- 胸部 X 線写真
- 赤沈
- 抗核抗体
- リウマトイド因子
- アンジオテンシン変換酵素（ACE）
- 抗菌薬非投与下における血液培養（3 セット）
- サイトメガロウイルス IgM 抗体もしくはウイルス同定
- Heterophile antibody（異好抗体）測定: 小児〜青年の場合
- ツベルクリン反応
- 腹部 CT もしくは核医学的評価
- HIV 抗体検査もしくはウイルス同定

(Arnow PM, et al. Lancet. 1997; 350: 575-80[2] より改変)

📎 参考文献

1) Naito T, Torikai K, Mizooka M, et al. Relationships between causes of fever of unknown origin and inflammatory markers: a multicenter collaborative retrospective study. Intern Med. 2015; 54: 1989-94.

2) Arnow PM, Flaherty JP. Fever of unknown origin. Lancet. 1997; 350: 575-80.

CHAPTER

21

循環作動薬

　敗血症性ショックに対する循環作動薬ですが，私が医者になった時にはほとんどの人が"いきなりノルアドレナリンを使うと末梢組織が腐る"と言って，まずドパミンを使用するプラクティスが普通に行われていました．現在はご存知のとおりノルアドレナリンをファーストチョイスとして，その後ドブタミン，バソプレシン，アドレナリンなどを追加するという治療方法です．ドパミンは原則として使用しない施設も増えてきました．"末梢組織が腐る"話はどこへ行ってしまったのでしょうか．

循環作動薬の使い方

　まずは循環作動薬を使用する前に十分な輸液が必要です．血管内容量が十分でない時点でノルアドレナリンを使用すると，血管収縮によりさらに臓器障害や末梢の循環不全を助長させます．"末梢組織が腐る"話は血管収縮によるこれらの作用を過剰に心配したものだと思われ，十分に輸液した後であればノルアドレナリンはほとんどの場合，問題なく使用できます．逆に以前多用されたドパミンは頻脈や心房細動を誘発するために，できるだけ使用しないようにしましょう．ドパミンは使用しなくても敗血症治療に困ることはほとんどありません．また心機能低下例ではドブタミンの使用により心機能の各種パラメーターが改善するため[1]，ドブタミンが使用されています．しかしながら最適な心機能に関しては未だわからないことも多く[2]，全ての敗血症の心係数を上昇させる必要はありません（ドブタミンの使用は低左心機能症例にとどめるべきだと思われます）．

第 21 章　循環作動薬 ■ 97

バソプレシンは使用すべきか?

　バソプレシンは強い血管収縮作用があり，古典的には食道静脈瘤破裂時に，血管収縮と門脈圧低下による止血を期待されて使用されていました．そのため強い血管収縮作用を敗血症でも期待され，敗血症でバソプレシンが近年使用されています．バソプレシンはノルアドレナリンと同等の効果があると考えられ[3]，カテコラミン不応性の敗血症性ショックで有用だと考えられています．また併用療法ですが，ノルアドレナリン単独とノルアドレナリン＋バソプレシンの比較に関しては明らかな予後や入院期間に差はないため[4]，ルーチンでバソプレシンを併用する必要はなさそうです（血圧が保てない場合には，ノルアドレナリンにさらにアドレナリンもしくはバソプレシンを追加することになります）．なおバソプレシンの血中半減期は約20分程度であるため，その作用を維持するためには持続静脈注射で投与しましょう．

腎保護目的の低用量ドパミン投与は有効か?

　長い間，"renal doseのドパミン投与"と言われ，低用量のドパミンを投与するというプラクティスが行われていましたが，予後改善や腎保護になるという証拠はなく[5]，今となっては必要ないプラクティスと言えます．尿量を保つ場合には低用量ドパミンではなく，利尿薬を用いましょう（もちろん血圧が低くて尿量が保てない場合には，血圧を上げる必要があります！）．

循環作動薬の最近のトピックス

　2018年に敗血症に対するβブロッカーの有効性に関して，多施設RCTで行われています[6]．古くは脈拍数にあまり注目せず，頻脈となりやすいドパミン使用を許容してきたわけですが，近年では脈拍を抑えることが敗血症の予後改善に寄与するのではと思考のパラダイムシフトが起きています．この結果にも目が離せません．

ブラッシュアップポイント

- ドパミンは基本的に不要です．
- 敗血症において脈拍数のコントロールは重要です．

参考文献

1) Nadeem R, Sockanathan S, Singh M, et al. Impact of dobutamine in patients with septic shock: a meta-regression analysis. Am J Ther. 2017; 24: e333-46.
2) Hayes MA, Timmins AC, Yau EH, et al. Elevation of systemic oxygen delivery in the treatment of critically ill patients. N Engl J Med. 1994; 330: 1717-22.
3) Russell JA, Walley KR, Singer J, et al. Vasopressin versus norepinephrine infusion in patients with septic shock. N Engl J Med. 2008; 358: 877-87.
4) Chidambaram S, Goh EL, Rey VG, et al. Vasopressin vs noradrenaline: have we found the perfect recipe to improve outcome in septic shock? J Crit Care. 2019; 49: 99-104.
5) Chen HH, Anstrom KJ, Givertz MM, et al. Low-dose dopamine or low-dose nesiritide in acute heart failure with renal dysfunction: the ROSE acute heart failure randomized trial. JAMA. 2013; 310: 2533-43.
6) Unger M, Morelli A, Singer M, et al. Landiolol in patients with septic shock resident in an intensive care unit (LANDI-SEP): study protocol for a randomized controlled trial. Trials. 2018; 19: 637.

COLUMN **敗血症で初発の心房細動の意義**

　　敗血症治療をしていると，心房細動を初めて呈する患者さん
を経験したことはありませんか？　敗血症中に初めて発症する心房細動はど
のような意義があるのでしょうか？

　新規の心房細動の発生率は，敗血症（旧定義での重症敗血症）では10％，
敗血症性ショックでは23％と報告されています[1]．心房細動の発症のメカニ
ズムとしては，炎症性サイトカインの関与，ストレスホルモンの増加，敗血
症性心筋症，低血圧など色々な機序の関与が推察されていますが，未だはっ
きりとわかっていません．ただはっきりとしていることは，新規の心房細動
の発症は ICU 死亡，院内死亡を増やすとともに，新規脳梗塞のリスク因子と
なります．そのため心房細動予防が敗血症の予後改善に有効だと考えられ，
同時に新規心房細動にも抗凝固療法が有効な可能性があります（まだ抗凝固
療法を支持する強いエビデンスはありません）．敗血症に対する抗凝固療法は
DIC（播種性血管内凝固症候群）治療として知られていますが，心房細動に
よる脳梗塞予防や深部静脈血栓症予防という意味でも有効なのかもしれませ
ん．

🖉 参考文献
1) Kuipers S, Klein Klouwenberg PM, Cremer OL. Incidence, risk factors and
outcomes of new-onset atrial fibrillation in patients with sepsis: a system-
atic review. Crit Care. 2014; 18: 688.

CHAPTER 22

ECMO

　敗血症に対する ECMO (extracorporeal membrane oxygenation) は長い間, 適応外とされてきました. しかしながら 1990 年代に新生児の敗血症性ショックに対する ECMO は頻繁に使用され, 今や標準的な適応疾患とさえ考えられています. しかし成人の敗血症性ショックに対する ECMO の効果はあるのでしょうか？　成人の敗血症性ショックに対して ECMO は使用すべきでしょうか？　一緒に考えてみましょう.

ECMO の種類

　皆さんご存知のとおり, ECMO は大きくは VA (静脈脱血, 動脈送血)-ECMO, VV (静脈脱血, 静脈送血)-ECMO に分けられます. VA-ECMO は主に循環のサポート, VV-ECMO は呼吸のサポート目的で使用されます. そのため敗血症に関して VA-ECMO 対象となるのは, 敗血症性心筋症, 心筋炎, カテコラミン不応性の敗血症性ショックなどです. 一方, VV-ECMO は敗血症性 ARDS (急性呼吸窮迫症候群), 重症肺炎などで使用されることとなります. この章ではそのなかでも特にカテコラミン不応性の敗血症性ショックに関して言及します.

　なお上記以外にも VAV (静脈脱血, 動脈＋静脈送血)-ECMO や AV (動脈脱血, 静脈送血)-ECMO もあります. VAV-ECMO は上記で述べた VA-ECMO と VV-ECMO の両方の性質を持ち合わせたものであり, 循環と呼吸のサポート両方をやってしまおうというものです. そのため呼吸と循環の両方が悪い ARDS 合併の敗血症性ショックなどで使用されることがあります. AV-ECMO は今日の診療で選択されることはほとんどありません.

第 22 章　ECMO ■ 101

敗血症性ショックに対する VA-ECMO の歴史

2004 年に敗血症性ショックに対する ECMO の使用による救命例が症例報告として報告されました[1]. その後, 2013 年に Bréchot らは細菌による敗血症性ショックに対する VA-ECMO の有効性を示す後ろ向き観察研究を Crit Care Med(CCM)誌に報告しています[2]. 敗血症性ショックに対する ECMO の有用性を検討した, 初めての数がまとまった報告であり, 結果は 10/14 (71.4%) の生存を認め, 今後の使用が注目されました. しかしながら同時期に発表された別の研究では, 敗血症性ショックに対する VA-ECMO の死亡率は 84.6% であり, その有効性を支持することはできませんでした[3]. これらの研究結果はそれぞれ結果が大きく異なりましたが, その理由として後者では高齢者が多いことがあげられています. その後いくつかの観察研究が報告されましたが, 対象人数を増やし, 324 人の ECMO 施行患者に対して, その予後が検討されました[4]. ECMO 施行患者は敗血症性ショックが 71 人でしたが, 生存退院は 7%(5 人)でとても低いものでした. 敗血症性ショックに対する VA-ECMO の有効性は未だ明らかではありません.

ガイドラインでの推奨

カテコラミン不応性の敗血症性ショックに対する VA-ECMO の推奨は, SSCG, J-SSCG ともに記載がありません. しかしながら ELSO (Extracorporeal Life Support Organization)のガイドライン[5]では考慮してよいとされています.

このような現状を踏まえますと, 回復する見込みがあると判断されたカテコラミン不応性の敗血症性ショックなら VA-ECMO を施行してよいと私は考えています. 一方で, "回復する見込みがある" 患者層がどのような集団なのか未だはっきりとしていません. また心筋炎に対する VA-ECMO の有効性は疑う余地はないので積極的に VA-ECMO を施行しましょう.

敗血症に対する ECMO の適応基準

VA-ECMO

敗血症性ショックに対する VA-ECMO の導入基準として，心機能とカテコラミンの投与量があります．2013 年の CCM 誌での報告[2]によると，輸液をしても組織の低酸素血症（皮膚の mottling，血清乳酸値の上昇）を伴う循環不全を適応としています．左室駆出率が 25% 未満，心係数が 2.2 L/min/m^2 未満，カテコラミン投与下（アドレナリン 1γ 以上，もしくはノルアドレナリン 1γ 以上とドブタミン 20γ 以上を併用）でも低血圧とされています．実際には明確な基準は決まっていませんが，以上の適応基準は敗血症性ショックに対する VA-ECMO 導入の参考にしてよいでしょう．

VV-ECMO

肺炎による敗血症や敗血症性 ARDS などで用いられます．ELSO のガイドライン[5]を参考にすると，低酸素性呼吸不全における ECMO の導入基準ですが，下記の ① の場合に導入考慮，② の場合には直ちに適応とされています 表14 ．

① $FiO_2 > 90\%$ にて $PaO_2/FiO_2 < 150$ または Murray スコア 2~3

② $FiO_2 > 90\%$ にて $PaO_2/FiO_2 < 80$ かつ Murray スコア 3~4

その他には，非代償性高二酸化炭素血症（吸気圧を 30 cmH_2O 以上としても $PaCO_2 > 80$ mmHg が持続）や難治性の空気漏出症候群（air leak syn-

表14 Murray Lung Injury Scale（通称 Murray スコア）(Murray JF, et al. Am Rev Respir Dis. 1988; 138: 720-3[6]より改変)

パラメーター ＼ スコア	0	1	2	3	4
PaO_2/FiO_2 (On 100% Oxygen)	≧300	225~299	175~224	100~174	<100
胸部 X 線写真	正常	肺野 1/4 の浸潤影につき 1 点			
PEEP (cmH_2O)	≦5	6~8	9~11	12~14	≧15
Compliance (mL/cmH_2O)	≧80	60~79	40~59	20~39	≦19

drome)＊なども VV-ECMO の適応となります.

＊空気漏出症候群（air leak syndrome）は，肺胞や終末気道が破綻し正常では存在しない部位に空気が漏出する疾患です．その漏出部位により気胸，縦隔気腫，心臓気腫，皮下気腫などに分類されます．通常は保存的加療で自然治癒しますが，肺の空気漏出症候群が重度の場合には ECMO の適応となります.

ECMO の禁忌

抗凝固療法が適応できない，重度の大動脈弁閉鎖不全症，大動脈解離，治療の見込みのない多臓器不全患者などが禁忌とされています（昔は敗血症性ショック自体が禁忌とされていた時代もありました）.

"これは敗血症性ショックに対する ECMO でしょう！"

という最適なケースは，どんな時か考えてみましょう．例えば，特に既往歴のない 42 歳女性，発熱と嘔吐にて救急外来を受診．来院時ショックバイタル（血圧 68/46 mmHg）．胸腹部に現れる淡紅色の発疹，肝臓や脾臓の腫大を認めた．また血圧が低い割に頻脈ではなかった．胸腹部 CT を撮影すると腸管の浮腫を認め，心臓超音波では著明な左室の収縮力低下を認めた（左室駆出率 10％）．このような症例で VA-ECMO を皆さんはやりますか？

おそらく最初から VA-ECMO を導入する人は少ないのではないかと思います．まずは気管挿管人工呼吸管理・初期輸液を行った後にドブタミン，ノルアドレナリンを投与しそして抗菌薬を投与し，血圧を再評価します．またこの症例では左室駆出率の低下が顕著ですので，心機能の再評価は必須です．心機能が依然として悪ければ VA-ECMO を選択します．

VA-ECMO の判断に重要な因子は年齢と心機能（可逆的か不可逆的か）だと思います．年齢ですが，若年層では心筋炎に代表されるように，最も危機的な状況を凌げれば回復する可能性がありますし，回復後の社会復帰もかなりの割合で期待できます．また若年者は既往歴や合併症が少なく，治療自体もうまくいきやすいです.

心機能もVA-ECMOの導入の判断に非常に重要となります．この症例では既往歴のない若い女性であったため，敗血症性心筋症による一時的な左室駆出率低下との判断で，急性期を乗り切るためにVA-ECMO導入を決断しました．その後治療が奏効して無事に救命できました．もちろんVA-ECMOがなくても生存した可能性はありますが，"Who knows?"です．
　ちなみに，この症例の診断は"腸チフス"でした．
　よく"エビデンスがない"と言いますが，これはやってはいけないということではなく，有効性が不明ということです．カテコラミン不応性の敗血症性ショックに対しても，心機能が可逆的と判断されればVA-ECMOの施行はreasonableだと考えています．

ブラッシュアップポイント
- 敗血症ショックでもECMOを考慮します．
- VAではカテコラミン量，VVではMurrayスコアでECMOの適応を決めます．

参考文献
1) MacLaren G, Pellegrino V, Butt W, et al. Successful use of ECMO in adults with life-threatening infections. Anaesth Intensive Care. 2004; 32: 707-10.
2) Bréchot N, Luyt CE, Schmidt M, et al. Venoarterial extracorporeal membrane oxygenation support for refractory cardiovascular dysfunction during severe bacterial septic shock. Crit Care Med. 2013; 41: 1616-26.
3) Huang CT, Tsai YJ, Tsai PR, et al. Extracorporeal membrane oxygenation resuscitation in adult patients with refractory septic shock. J Thorac Cardiovasc Surg. 2013; 146: 1041-6.
4) Ro SK, Kim WK, Lim JY, et al. Extracorporeal life support for adults with refractory septic shock. Thoracic Cardiovasc Surg. 2018; 156: 1104-9.
5) Gail MA, William RL, Graeme ML, et al. ECMO: Extracorporeal Cardiopulmonary Support in Critical Care, 4th edition. ELSO. 2015.
6) Murray JF, Matthay MA, Luce JM, et al. An expanded definition of the adult respiratory distress syndrome. Am Rev Respir Dis. 1988; 138: 720-3.

CHAPTER

23

敗血症性 ARDS と人工呼吸管理

人工呼吸管理は集中治療をやる上で重要なポイントですが，敗血症の場合はその重症度により人工呼吸期間をどれくらいに設定するかという問題があります．また肺炎などが原因の敗血症性 ARDS と肺炎以外が原因の敗血症性 ARDS ではその治療も異なります．

敗血症性 ARDS

敗血症性 ARDS（acute respiratory distress syndrome，急性呼吸促迫症候群）とはどのようなものでしょうか？　敗血症性 ARDS とは敗血症を原因として，肺内の微小血管の透過性が亢進した病態です．肺胞領域の好中球主体の過剰炎症反応や，これらの反応による広範な肺損傷所見を認めます．また臨床所見は急性に発症した肺水腫像であり，胸部 X 線上両側の浸潤影があり，心不全や腎不全によらないものとなります．簡単に言うならば，下部消化管穿孔の病態で，肺が真っ白になる現象が "敗血症性 ARDS" というものです．好中球が ARDS の反応の主体だと考えられているとのことですが，それでは好中球がなければ ARDS にはならないのでしょうか？

1986 年に重症の好中球減少患者が敗血症になった場合に ARDS となるのか，臨床所見や病理所見と併せて New England Journal of Medicine（NEJM）誌に発表されました[1]．そこで好中球が体内になくても ARDS を発症することが証明されました．11 例のケースシリーズ研究で NEJM に掲載されるとは今の世の中ではなかなか考えられないですよね．それだけインパクトがあったということです．その結果，好中球が体内になくても ARDS を発症することがわかりました．ARDS と好中球はもちろん密接な関係がありますが，血管内細胞障害による種々のメディエーターの影響や補体の活性化

など ARDS の発症は単一の病態では説明できないのです．いまなおその機序
はよくわかっていません．

　敗血症性 ARDS では急性期に呼吸不全による重篤な低酸素血症とそれに伴
う臓器障害が死亡の要因となります．一方で，急性期を過ぎると肺の線維化
が問題となり，筋線維芽細胞の増殖や肺動脈内に器質化血栓を形成します．
肺が線維化すると，肺コンプライアンスの低下，努力肺活量の低下，拡散能
の低下などが起きます．また肺の線維化にはリン酸化 p38-MAPK 系などの
活性化が関与していると考えられていますが，これらのシグナルは敗血症性
ARDS となった超急性期（48 時間以内）には実はすでに活性化されていま
す．言い換えるなら，肺線維化に向かうシグナルは敗血症性 ARDS を発症し
た時からすでに始まっていると考えるべきであり，急性期から肺保護戦略を
行う必要性を支持する根拠となります．

好中球エラスターゼ阻害薬

　そのため，皆さんもご存知のとおり好中球エラスターゼ阻害薬が ARDS の
治療薬として世の中に登場し一躍脚光を浴びましたが，現在はまた雲の中に
戻っている状態となっています．国内第Ⅲ相臨床試験（PhaseⅢ）では，酸
素化の改善や人工呼吸器離脱率を増やしましたが，海外の大規模試験
（STRIVE 試験）[2]ではその有用性を証明できなかったのです．それはなぜで
しょうか？　臨床研究の結果から読み解くと，28 日死亡率や人工呼吸器装着
日数に差がなかったばかりか，180 日死亡率では好中球エラスターゼ阻害薬
を投与したほうが予後が悪いという結果でした．PhaseⅢと同じプロトコル
の症例を抽出したサブ解析では死亡率が改善していたという結果があります
が，逆に言えばそれ以外の群（より重症群）では予後を悪くしています．そ
のため，患者群の違いが結果の違いとなった可能性があります．また別の言
い方をするなら，好中球エラスターゼ阻害薬を使用する時には改善が見込め
る患者なのかを評価する必要があります（重症には予後を悪化させる可能性
があります）．

　メカニズムから読み解くと，エラスターゼ阻害薬の有用性が STRIVE 試験
で証明できなかった薬理学的機序が何かあるのでしょうか？　一つの可能性

としては，敗血症性 ARDS の予後悪化に大きく関与しているのはエラスターゼではない可能性があります．例えば活性酸素なども予後を悪化させることが知られていますので，他の物質が関与している可能性があります．

他の可能性としては，好中球から遊離したものが予後を悪化させているのではなく，"好中球の肺への集積" そのものがすでに生体にとって悪である可能性です．エラスターゼ云々以前に，好中球が肺へ集積しないような新しい治療法でないと効果がないのかもしれません．

これらの理由により，現在は敗血症性 ARDS において，好中球エラスターゼ阻害薬の使用はあまり推奨されていません．好中球エラスターゼ阻害薬が効果的な集団をみつけるか，新しい機序の薬を探すかになりますが，今の時代の流れは後者に傾いています．

人工呼吸管理

通常の自然呼吸では吸気時に気道は陰圧ですが，人工呼吸管理をすると常に陽圧となります．つまり人工呼吸管理自体が不自然な呼吸であり，生体にとっては侵襲となります．とは言っても人工呼吸器の使用なしでは瀕死の敗血症の患者は救命できません．敗血症性 ARDS によりダメージを受けた肺に対し，そのダメージができるだけ進展しないように肺保護換気を心がけましょう．換気の設定として，一回換気量6~8 mL/kg，プラトー圧30 cmH$_2$O以下，高めの PEEP を心がけましょう．高めの PEEP とあえて設定値を出していないのは，PEEP は一回換気量やプラトー圧とも関わってきますので，一回換気量とプラトー圧を定めれば，自然とその人にあった "高めの PEEP" 値が決まります．

ドライビングプレッシャー

ARDS 管理の最近の話題として，ドライビングプレッシャー（driving pressure: ΔP）があります．ΔP とは，プラトー圧から PEEP 圧を引いたものであり，換気量を得るために実質的に要した換気圧のことです．これまでは管理の指標に PEEP 圧などの単独のモニター指標が使われていましたが，こ

れらを組み合わせて実質的に要した圧（ΔP）を計測するほうが，予後に強く関連するのではないかという仮説から注目されました．

　2015 年に人工呼吸器管理を要した 3,562 人の ARDS 患者を対象とした RCT の再解析の結果から，ΔP が 7 cmH_2O 上昇すると，死亡率は 1.41 倍（95％信頼区間: 1.31-1.51）になると報告されました[3]．今後，ΔP を積極的に制御することが生存率の改善につながるかの研究が盛んになるでしょう．2018 年には ΔP と長期予後との関連も報告され，ΔP の増加は肺機能の長期予後や社会復帰した後の QOL とも関連があることがわかっています[4]．小さい ΔP での人工呼吸器管理が生存率を改善させる可能性があり，とても夢のあるテーマだと思います．

敗血症性 ARDS と気胸

　敗血症性 ARDS の人工呼吸管理に関して，よく問題となるのが気胸の合併です．いわゆる人工呼吸器関連肺損傷（ventilator-induced lung injury: VILI, ventilator-associated lung injury: VALI）により気胸を起こすわけですが，発症には人工呼吸器の設定としては高い PEEP，組織学的には局所の肺胞の過伸展や虚脱した肺胞の再開通が関係しています．いったん虚脱した肺胞は低酸素，虚血の状態であったため容易に穴が開きやすいのです．それでは肺に穴が開いて気胸の状態となった敗血症性 ARDS はどのように治療すべきなのか一緒に考えてみましょう．

　敗血症性 ARDS に気胸を合併した症例では，気道内圧が高い場合が多く，過度な気道内圧の負荷は避けましょう．いったん気胸を発症した場合には，緊張性気胸などのリスクを避けるために胸腔ドレーンを挿入する必要があります．しかしながらそれでも気胸が治らない難治性の場合がありますが，どのように管理すべきでしょうか？　まず難治性気胸があり気道内圧を高くしないと酸素化を保てないような症例では，VV-ECMO のよい適応であり，積極的に導入して肺を休ませるようにしましょう．"肺を休ませる＝気道内圧を下げ無理な換気を避ける"というイメージです．しかしながら VV-ECMO が適応できない環境にある ICU では，気管ブロッカーの使用，気管支鏡を用いた気管支充填術，ブラッドパッチなども有効な手段です．特に自己血を用

第 23 章　敗血症性 ARDS と人工呼吸管理　109

いたブラッドパッチは施行にハードルが低く，合併症もあまりないことからお勧めです．

　注意点ですが，難治性の気胸を合併した敗血症性 ARDS に対して，肺を膨らませる目的で胸腔ドレーンの陰圧を強くするプラクティスを行う医師が多いのですが，お勧めできません．陰圧を強めれば気胸部分のリーク量はさらに多くなるので，余計に気胸が治りにくくなります．基本的に通常の陰圧で十分であり，気胸を改善させたい場合には他の前述した，VV-ECMO，気管ブロッカー，気管支充填術，ブラッドパッチなどの選択肢を考慮しましょう．手術して気胸を治すという選択肢もありますが，難治性の気胸を合併した敗血症性 ARDS では多くの場合バイタルサインが不安定なので，実際に施行されるケースはかなり限定的です．

ブラッシュアップポイント

- 敗血症性 ARDS による線維化は発症 48 時間以内からすでに起こっています．
- 気胸を伴う ARDS にブラッドパッチはお勧めです．

参考文献

1) Ognibene FP, Martin SE, Parker MM, et al. Adult respiratory distress syndrome in patients with severe neutropenia. N Engl J Med. 1986; 315: 547-51.
2) Zeiher BG, Artigas A, Vincent JL, et al. Neutrophil elastase inhibition in acute lung injury: results of the STRIVE study. Crit Care Med. 2004; 32: 1695-702.
3) Amato MB, Meade MO, Slutsky AS, et al. Driving pressure and survival in the acute respiratory distress syndrome. N Engl J Med. 2015: 372: 747-55.
4) Toufen Junior C, De Santis Santiago RR, Hirota AS, et al. Driving pressure and long-term outcomes in moderate/severe acute respiratory distress syndrome. Ann Intensive Care. 2018; 8: 119.

CHAPTER 24

鎮痛と鎮静

　「敗血症って痛い病気ですか？」と一般の人に聞かれたら皆さんはどのように答えますか？　もちろん症例によって痛みが伴うかどうか様々なはずなので，「敗血症が痛いかは，一概には何とも言えません」くらいが一般的な答えかと思います．しかしながら処置を伴うような敗血症，壊死性筋膜炎，熱傷後敗血症などいかにも"痛そう"ですが，鎮痛をきちんとしていれば理論的には痛みはないはずです．

　救命が最優先される敗血症においては鎮痛・鎮静は優先度が低いように思われますが，「敗血症は痛くないですよ」と言えるように，きめ細かい敗血症管理で"快適な敗血症"管理をしていきましょう．

鎮痛と鎮静の目的

　敗血症患者にとって鎮痛と鎮静は何をもたらすのでしょうか？　痛みにより引き起こされたストレス反応は，敗血症患者に対し有害な作用があります．痛みによりカテコラミンが放出されると，末梢血管が収縮し組織灌流不全などを助長させます．また胃潰瘍などの身体的リスクを増やすほか，PTSD やうつ病の発症など精神疾患のリスクともなります．そのため敗血症患者に適切な鎮痛薬を投与することは重要です．ICU でよく使用されるオピオイド系の鎮痛薬には，フェンタニル，モルヒネ，レミフェンタニル，ケタミンなどがあります　表15 ．

　鎮静は，患者の不安や不穏を抑制することで患者の快適性と安全性を確保します．さらに人工呼吸器管理下での換気パターンを改善させたり，酸素消費量や基礎代謝量を減少させるなどの利点があります．また鎮静することで患者に必要な処置を速やかに行うこともできます．鎮静薬には，ミダゾラム，

第 24 章　鎮痛と鎮静　111

表15 鎮痛薬の特徴と使い方 (日本集中治療医学会 J-PAD ガイドライン作成委員会. 日集中医誌. 2014; 21: 539-79[1]より引用)

		フェンタニル		モルヒネ	レミフェンタニル	ケタミン (静注)
等価鎮痛必要量 (mg)	静注	0.1		10	適応不可	
	経口	N/A		30	適応不可	
効果発現時間 (iv)		1〜2分		5〜10分	1〜3分	30〜40秒
排泄相半減期		2〜4時間		3〜4時間	3〜10分	2〜3時間
Context-sensitive half-life		200分 (6時間持続静注後)	300分 (12時間持続静注後)	適応不可	3〜4分	
代謝経路		CYP3A4/5によるN-脱アルキル化		グルクロン酸抱合	血漿中エステラーゼによる加水分解	N-脱メチル化
活性代謝産物		なし		6-,3-グルクロン酸抱合物	なし	ノルケタミン
間欠的静注投与量		0.5〜1時間毎 0.35〜0.5 μg/kg		1〜2時間毎 0.2〜0.6 mg	適応不可	
持続静注投与量		0.7〜10 μg/kg/時		2〜30 mg/時	初期負荷量: 1.5 μg/kg 維持投与量: 0.5〜15 μg/kg/時	初期投与量: 0.1〜0.5 mg/kg その後0.05〜0.4 mg/kg/時
副作用など		・モルヒネより血圧降下作用が少ない ・肝不全で蓄積する		・肝/腎不全で蓄積する ・ヒスタミン遊離作用	・肝/腎不全で蓄積しない ・投与量計算で体重が理想体重の130%を超える時には理想体重を用いる ・適用は全身麻酔時の鎮痛のみ	・オピオイドに対する急性耐性の発生を抑制 ・幻覚やその他の心理的障害を引き起こす可能性

デクスメデトミジン，プロポフォールなどがよく使用されます **表16**.

　表にそれぞれの薬剤の特徴を記しています[1]ので，鎮痛薬と鎮静薬を使いこなしていきましょう．また，ただ救命するのではなく，患者にとって痛みを最小限にして救命することも現代の敗血症管理では求められています．

表16 鎮静薬の特徴と使い方 (日本集中治療医学会 J-PADガイドライン作成委員会. 日本集中医誌. 2014; 21: 539-79[1] より引用)

薬剤名	初回投与後の発現	活性化代謝産物	初回投与量	維持用量	肝機能障害患者への対応	腎機能障害患者への対応	副作用
ミダゾラム	2～5分	あり	0.01～0.06 mg/kgを1分以上かけて静注し、必要に応じて、0.03 mg/kgを少なくとも5分以上の間隔を空けて追加投与。初回および追加投与の総量は0.3 mg/kgまで。	0.02～0.18 mg/kg/時	肝硬変患者ではクリアランスの低下により消失半減期延長のため50%減量。	Ccr<10 mL/分、または透析患者:活性代謝物の蓄積により鎮静作用が増強することがあるため常用量の50%に減量。	呼吸抑制、低血圧
プロポフォール	1～2分	なし	0.3 mg/kg/時を5分間。	0.3～3 mg/kg/時（全身状態を観察しながら適宜増減）	肝機能正常者と同じ。	腎機能正常者と同じ。	注射時疼痛、呼吸抑制、高トリグリセリド血症、徐脈、アレルギー反応、プロポフォールインフュージョン症候群、プロポフォールによる深い鎮静では、浅い鎮静の場合に比べて覚醒が著明に遅延する。
デクスメデトミジン	5～10分	なし	初期負荷投与により血圧上昇または低血圧、徐脈をきたすことがあるため、初期負荷投与を行わず維持用量の範囲で開始することが望ましい。	0.2～0.7 μg/kg/時	肝機能障害の程度が重度になるに従って消失半減期が延長するため、投与速度の減量を考慮。重度の肝機能障害患者に対しては、患者の全身状態を慎重に観察しながら投与速度を調節。	鎮静作用の増強や副作用が生じやすくなるおそれがあるので、投与速度の減速を考慮し、患者の全身状態を観察しながら慎重に投与。	徐脈、低血圧、初回投与による高血圧、気道反射消失。

最適な鎮静とは？

　鎮静で重要なことは浅い鎮静を目標とすることです．浅い鎮静は，深鎮静に比べて抗炎症作用が期待できたり，マクロファージ機能の改善効果などがあるとされています．浅い鎮静のためには，RASS（Richmond Agitation-Sedation Scale）を用いて，経時的に客観的な評価を行う必要があります[2]　表17 ．敗血症の挿管患者ではベンゾジアゼピンの使用を少なくし，短時間で覚醒の期待できるプロポフォールやデクスメデトミジンを使用するようにしましょう．通常鎮静の目標はRASS −2〜0程度であり，最適な鎮痛管理により気管切開率が低下したり，抜管までの期間が短くなることが知られています．

表17 RASSは患者の鎮静の状態を10段階に分けて評価するスケール(Sessler CN, et al. Am J Respir Crit Care Med. 2002; 166: 1338-44[2]より改変)

スコア	用 語	説 明	
+4	好戦的な	明らかに好戦的な，暴力的な，スタッフに対する差し迫った危険	
+3	非常に興奮した	チューブ類やカテーテル類の自己抜去，攻撃的	
+2	興奮した	頻繁な非意図的な運動，人工呼吸器とファイティング	
+1	落ち着きのない	不安で絶えずそわそわしている，しかし動きは攻撃的でも活発でもない	
0	意識清明な落ち着いている		
−1	傾眠状態	完全に清明ではないが，呼びかけに10秒以上の開眼およびアイコンタクトで応答する	
−2	軽い鎮静状態	呼びかけに10秒未満のアイコンタクトで応答	呼びかけ刺激
−3	中等度鎮静	呼びかけに動き，または開眼で応答するがアイコンタクトなし	
−4	深い鎮静状態	呼びかけに無反応，しかし身体刺激で動くまたは開眼	身体刺激
−5	昏 睡	呼びかけにも身体刺激にも無反応	

最適な鎮痛とは？

　鎮静に関しては，"浅い鎮静"が望ましいと述べましたが，鎮痛に関しては

表 18 BPSによる痛みの評価

項　目	説　明	スコア
表　情	穏やかな 一部硬い（例：眉が下がっている） まったく硬い（例：まぶたを閉じている） しかめ面	1 2 3 4
上　肢	まったく動かない 一部曲げている 指を曲げて完全に曲げている ずっと引っ込めている	1 2 3 4
人工呼吸器との同調性	同調している 時に咳嗽 人工呼吸器とファイティング 人工呼吸器との調節が利かない	1 2 3 4

人工呼吸器管理にある敗血症患者の鎮痛評価に有用．

Faces Pain Scale (FPS)

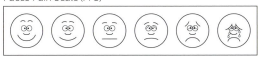

図 9 自己採点式の痛み評価方法
（Whaley L. Nursing care of infants and children 3rd edition. Mosby; 1987[3] より引用）

"しっかりとした鎮痛"が重要です．端的に言えば，「十分な鎮痛と浅い鎮静」が敗血症患者では求められているのです．また人工呼吸器下にある敗血症患者の鎮痛の評価にはBPS（Behavioral Pain Scale）**表 18**がありますが，BPSは痛みに関する自身の意思を伝えなくても医療従事者などの第三者が評価できるため，多くのICUで導入されています．意識がある人には，VAS（Visual Analogue Scale）やFPS（Faces Pain Scale）が評価ツールとして使用されています．VASは，線の左端を「痛みなし」，右端を「最悪の痛み」とした場合，患者の痛みを表すところをチェックしてもらうもので，FPSは現在の痛みに最も近い顔を選んでもらいます**図 9**．両者とも患者とコミュニケーションがとれる場合のみ有効な評価ツールです．

また最適な鎮痛を行うためには，鎮痛薬の天井効果を知っておかなければなりません．天井効果とはある一定の量を超えると鎮痛効果が期待できなく

なるというもので，天井効果以上の鎮痛薬の使用は臨床的に無意味であり，患者にとってメリットがありません．天井効果がない薬として，フェンタニル，モルヒネがあります．これらの薬は基本的に量を増やすほど，鎮痛効果が期待できます．一方で，非ステロイド系消炎鎮痛薬（non-steroidal anti-inflammatory drugs: NSAIDs）は天井効果があるので，常用量のみで使用し，それでも鎮痛が足りない場合には，他の薬剤を併用するようにしましょう．

これらの鎮痛薬の使い方をよく理解し，評価ツールを使用しながら，最適な鎮痛を心がけましょう．

敗血症に合併するせん妄のマネジメント

敗血症に合併するせん妄は，敗血症による臓器障害の一つの症状と考えられており，全身状態が改善するとせん妄がよくなることはよく経験します．せん妄発症の詳細な機序は不明ですが，炎症反応やストレス反応，神経伝達物質の変化，サーカディアンリズムの変化などがせん妄発症の機序に関わっている可能性があります．また低酸素，低血糖，電解質異常，疼痛などもせん妄の原因となり得るため，これらの病態の可能性も鑑別が必要となります．これらは治療可能なので，せん妄の原因となり得る原疾患があれば積極的に治療しましょう．特に疼痛によるせん妄は稀ではなく，疼痛コントロールを十分に行うとせん妄が改善したということはしばしば経験します．

せん妄の予防ですが，一般的には，家族の面会，時計や補聴器・眼鏡の使用，過度の光と騒音を避けること，浅い鎮静，リハビリなどが有用と考えられています．

新しい PADIS ガイドライン

2018 年 9 月に Critical Care Medicine 誌に新しい PADIS ガイドラインが発表されました[4]．従来の PAD と比較すると，離床困難（immobility）や睡眠障害（sleep disruption）が加わって機能改善や社会復帰に関わる部分がより注目されています．PICS（post-intensive care syndrome）の対応が

昨今話題となっていますが，今後PADISも脚光を浴びると考えられます．PADISのなかでも強い推奨があるのは，「重症患者の神経因性疼痛の管理に，オピオイドに加えて神経因性疼痛薬（ガバペンチン，カルバマゼピン，プレガバリンなど）の併用を推奨する」くらいで，それ以外のほとんどのクリニカルクエスチョンにはあまり強い根拠がありませんが，good practical statement（GPS）を用いて慣習的に行われているプラクティスを支持しています．例えば「ICUでの疼痛管理は日常的に疼痛評価をして，鎮静剤の使用前に疼痛管理を行うべきである」，「集中治療患者では定期的にせん妄評価ツールを用いてせん妄を評価すべきである」などがGPSとして推奨されています．リーズナブルと思われる推奨ばかりで臨床上有益ですので，是非目を通しておきましょう．

ブラッシュアップポイント

- 鎮痛，鎮静による"快適な敗血症"管理でPTSDやうつ病を減らすことができます．
- 鎮痛薬の天井効果を知っておきましょう．

参考文献
1) 日本集中治療医学会 J-PAD ガイドライン作成委員会．日本版・集中治療室における成人重症患者に対する痛み・不穏・せん妄のための臨床ガイドライン．日集中医誌．2014; 21: 539-79.
2) Sessler CN, Gosnell MS, Grap MJ, et al. The Richmond Agitation-Sedation Scale: validity and reliability in adult intensive care unit patients. Am J Respir Crit Care Med. 2002; 166: 1338-44.
3) Whaley L. Nursing care of infants and children 3rd edition. Mosby; 1987.
4) Clinical practice guidelines for the prevention and management of pain, agitation/sedation, delirium, immobility, and sleep disruption in adult patients in the ICU. Crit Care Med. 2018; 46: 825-73.

CHAPTER 25

腎代替療法

　急性血液浄化療法は，AKI（acute kidoney injury，急性腎障害）時に実施される腎代替療法としての適応（renal indication）と，エンドトキシンなどの敗血症病態と関連した物質の除去などを目的とした適応（non-renal indication）の，2つに分けることができます．後者の説明は次の章に譲りますが，この章では前者の renal indication について一緒にみてみましょう．

RRT が敗血症にどう影響するのか？

　約50%の敗血症患者に AKI が発症しており，敗血症性 AKI はとてもコモンな病態です[1]，そのため renal indication としての RRT（renal replacement therapy）が行われますが，細かい血液浄化の条件に関してはまだあまりわかっていないことも多いのが現状です．例えば間欠の IRRT（intermittent renal replacememt therapy）でやるか，持続の CRRT（continuous renal replacememt therapy）をやるかですが，予後の改善に関する両者の優劣性には結論が出ていません．しかしながら現在の日本では CRRT に慣れている施設が多いため CRRT を選択したほうがよいと思います．ただ両者の効果はほとんど同等である[2]ため，状況により IRRT を選択することを妨げる必要はありません．

RRT は早めにやるべきか？

　RRT のタイミングですが，いつやるべきかという議論に毎回なりますが，はっきりとした目安はありません．つい最近の 2018 年に Barbar らが N Engl J Med 誌に発表した RCT では CRRT を早期（来院後 12 時間以内）に

やっても，遅れて（来院後48時間）にやっても死亡率は同じという結果でした[3]．なので敗血症では最低限，来院後48時間以内にCRRTをやれば問題ありません．おそらくタイミングは臨床医が必要と思った時にCRRTを施行すれば，それで十分なのだと思います．

High flow CHDF は有効か?

High flow CHDFでは血液浄化量（濾過液量＋透析液量）を増やして高流量で（通常のCHDFの2倍程度です）血液浄化することですが，いままでの報告では通常のCHDFでもhigh flow CHDFでもその予後改善効果には差はありません．しかしながら，敗血症患者ではhigh flow CHDFでないとBUN（尿素窒素）やアンモニアが上昇する症例を時折経験します．そのような時はhigh flow CHDFを使用しましょう．ルーチンでは必要ありませんが，個々の症例に応じて使用してよいと思います．

また，high flow CHDFでは低カリウム・低リン血症などの電解質異常を起こしやすいので，こまめにそれらの値をチェックしましょう．

RRT は何を改善するのか?

Renal indicationにおけるRRTは"腎臓の補助"を目的としていますが，そのためBUN，Cr（血清クレアチニン），アンモニア値などを改善することができます．またRRTが予後を改善させることはほぼ確実であり[4]，乏尿をきたしたAKIなどにはRRTを積極的に施行しましょう．

Renal indication における RRT の日本の未来

Renal indicationにおけるRRTですが，日本や欧州ではCRRTが多いものの，米国では根強くIRRTが残っています．バイタルがギリギリの敗血症ではCRRTのほうが血行動態に与える影響が少ないことは明らかで，今後は日本からCRRTを発信していきたいものです．また敗血症におけるCRRTの基準をより明確化し，どの施設においても敗血症の患者さんが格差のない治

療が受けられるように，標準化された治療法が真に望まれています．

ブラッシュアップポイント
- 約50%の敗血症患者がAKIを発症します．
- 来院後48時間以内にCRRTを開始すればよいでしょう．

参考文献
1) Forni LG, Ricci Z, Ronco C, et al. Extracorporeal renal replacement therapies in the treatment of sepsis: where are we? Semin Nephrol. 2015; 35: 55-63.
2) Wang X, Jie Yuan W. Timing of initiation of renal replacement therapy in acute kidney injury: a systematic review and meta-analysis. Ren Fail. 2012; 34: 396-402.
3) Barbar SD, Clere-Jehl R, Bourredjem A, et al. Timing of renal-replacement therapy in patients with acute kidney injury and sepsis. N Engl J Med. 2018; 379: 1431-42.
4) Jun M, Heerspink HJ, Ninomiya T, et al. Intensities of renal replacement therapy in acute kidney injury: a systematic review and meta-analysis. Clin J Am Soc Nephrol. 2010; 5: 956-63.

CHAPTER 26

造影剤腎症と敗血症性腎障害

　敗血症においては腎機能障害を認める症例が数多くありますが，そのような場合に造影 CT を撮影したほうがよいのか迷うことを誰しも経験するのではないでしょうか？　実際にどのような場合に造影 CT を撮影したほうがよいのでしょうか？

敗血症における造影 CT の意義

　敗血症患者において造影 CT を撮影する一番の目的は感染源を同定することです．死亡率が高い敗血症において，感染源を早期に同定しておくことは意義深いことに間違いはありませんが，問題は造影剤を使用する必要があるかどうか，そして使用した場合に造影剤腎症となるかどうかが議論となります．

造影 CT の危険性

　造影剤を使用すると腎機能障害が出現する，いわゆる造影剤腎症の危険性があります．造影剤による細胞毒性で尿細管障害に至る，造影剤による血管収縮作用で腎臓の髄質が虚血になることなどがその機序とされています．しかしながらその疫学はあまりよくわかっておらず，造影剤を使用しても造影剤腎症のリスクとならないとする報告すら存在します[1]．また敗血症でよくみられるのは AKI ですが，AKI は慢性腎不全と異なり造影剤腎症のリスクは低いとされています．ただ一般的には造影剤は腎機能障害のリスクとなると考えられ，またそれを支持する結果も存在する以上[2]，安易な造影剤使用は控えるべきでしょう．

造影剤腎症にならないためには?

　十分な輸液を造影剤使用前にしておくことが最も重要です. 脱水があるなかで造影剤を使用するとさらなる腎機能障害のリスクとなります. 現時点では, 十分な輸液以外に造影剤腎症を抑制できる方法はなさそうです. また近年ではクロール負荷による腎障害の報告も多く, 高クロールを避けた輸液管理が敗血症でも必要になります.

実はほとんどの敗血症は単純 CT で十分?

　私はほとんどの敗血症は単純 CT で診断可能と考えています. 例えば敗血症の原因として一番多い肺炎は, 当然ながら造影の必要はありません. また腎盂腎炎や前立腺炎なども単純 CT で概ね診断できますので, 身体所見や尿検査の結果と併せると, 造影 CT が必須だと思いません.

　胆嚢炎や胆管炎もある程度単純 CT と採血検査, 身体所見で診断可能です. またこれらの疾患は造影 CT で炎症の評価を厳密にするよりも, 総胆管内に結石があるかどうかという診断がより重要となります. それは治療方法を変えるからです. 結石の有無で, 緊急 ERCP (内視鏡的逆行性胆膵管造影法) をやるかどうかが決まります. 多くの敗血症では単純 CT と採血検査, 身体所見で概ね感染源が同定できれば, 抗菌薬治療になりますので, 大きくプラクティスを変えません. 造影 CT が必要な場合はかなり限定されており, 例えば腸管虚血があるかどうかで手術の適応を見極めたい, 膿瘍かどうかを見極めたい, などです. これらの場合ですら, 単純 CT や採血検査, 身体所見の組み合わせで判断できることも少なくありません.

　ただこれらは腎機能が悪化している場合の話ですので, 特に腎機能の心配がなければ造影 CT を撮影しましょう. また腎機能が悪い場合にインターベンションが遅れると致死的な敗血症のケースでも同様です.

　なお実際に造影剤腎症を発症するケースは多くはないのですが, 医薬品による副作用という観点から, 医師にとってできるだけ避けたい出来事なのです.

薬物による造影剤腎症の防止は可能か？

　薬物による造影剤腎症予防の可能性は，アスコルビン酸，スタチン，Ｎアセチルシステインなどが報告されていますが，依然として確立されたものではありません（これらの薬物は抗酸化作用があるために，腎症が予防できると考えられています）．また腎血流量を増加させるカルペリチド（ハンプ®）なども予防に有効な可能性がありますが，これらも未だ確立していません．現時点では十分な輸液以外では，造影剤腎症の予防は不可能と理解しておくのが無難と思います．

　また造影剤の量も造影剤腎症の発症に関与します．やはり量が多いほど造影剤腎症の発症のリスクは上がりますので，施設によっては敗血症性腎障害の患者では造影剤の量を半分にして，造影CTを行っているところもあります．実際に半分の量の造影剤でもかなりのものが診断可能です（ただ見逃すと致死的なケースでは通常量の造影剤を使用して，診断を付けたほうがよいと思います）．

ブラッシュアップポイント

- 敗血症では多くの場合，単純CTで感染源を判別可能です．
- 単純CTでは判別不可能な腸管虚血，膿瘍形成などインターベンションを左右する場合には，迷わず造影CTを撮影しましょう．

参考文献
1) Tao SM, Kong X, Schoepf UJ, et al. Acute kidney injury in patients with nephrotic syndrome undergoing contrast-enhanced CT for suspected venous thromboembolism: a propensity score-matched retrospective cohort study. Eur Radiol. 2018; 28: 1585-93.
2) Levy EM, Viscoli CM, Horwitz RI. The effect of acute renal failure on mortality. A cohort analysis. JAMA. 1996; 275: 1489-94.

第26章　造影剤腎症と敗血症性腎障害

CHAPTER 27

サイトカイン・エンドトキシン吸着

　敗血症に対する non-renal indication としての急性血液浄化療法の是非については現在も議論があります．私が欧州のカロリンスカ病院で短期研修した時には，サイトカイン吸着目的に RRT が行われていましたが，一方，米国で全く耳にしませんでした．日本ではサイトカイン・エンドトキシン吸着については施設の方針に任せられていますが，サイトカイン・エンドトキシン吸着の意義について一緒に考えてみましょう．

そもそもサイトカイン・エンドトキシンは吸着したほうがよいのか？

　マウスなどの小動物実験ではサイトカインやエンドトキシン濃度を下げることによる予後改善効果は数多く報告され，疑いの余地はなさそうです．しかしながらヒトのように大きな哺乳類はそもそも一つのサイトカインやエンドトキシンが予後まで影響するかも依然不透明です．血中の炎症性サイトカイン・エンドトキシン濃度を下げることは人体にとって悪いことではないと思いますが，臨床的に意味があるかはまた別の問題です．これらを踏まえ，PMX-DHP（polymyxin B-immobilized fiber column direct hemoperfusion, エンドトキシン吸着療法）は夢のある治療として登場します．1994 年に日本で PMX 膜が発売され，日本の色々な病院で使用され始めます．そして実際にヒトで PMX-DHP を行うと，生体内のエンドトキシンレベルが低下することが報告されたのです[1]．一方で，実際に生体でのサイトカインやエンドトキシン濃度を低下させるのはかなり難しいという報告もあり，これらの議論から，世界中でその有効性の検証が行われます．また生体内で各種サイトカインやエンドトキシン濃度が低下したとして，それが予後を改善するま

での影響があるのかという疑問も併せて出てきます.

結局，PMX-DHP は有効なのか?

　PMX-DHP の有効性の検討に関して，順を追っておさらいしましょう.
2009 年にイタリアで行われた PMX-DHP の RCT が発表されます. いわゆ
る EUPHAS 研究で，血圧や生存率の改善が報告され一躍話題となりまし
た[2]. しかしながら一方で種々の課題も残します. そもそもプライマリエンド
ポイントが血圧やカテコラミンの量などであり死亡でないこと，28 日死亡率
は有意差がないこと，サンプル数が少ないこと（総数 64 人で，うち 34 人が
PMX-DHP が施行された）などです. そのため PMX-DHP の有効性に関し
ては追試が必要という風潮が高まり，次の ABDOMIX 研究がフランスから
報告されます[3]. 結果ですが，ABDOMIX 研究では死亡率の改善や臓器障害
スコアも改善しませんでした. しかしながらこの研究でもそもそも全体の死
亡率が低い，PMX-DHP を 2 回すべきプロトコールなのに 1 回しかしていな
い，腹部消化管穿孔の結果を敗血症全般に当てはめて解釈することはできな
い，などの問題点が出現します. そのため，2018 年に EUPHRATES 研究が
発表され，再度 PMX-DHP の有効性が検討されました[4]. この研究は北米を
中心に実施されましたが，やはり 28 日死亡率には差がありませんでした. こ
れらの結果から考察すると，"敗血症に対する PMX-DHP の有効性は現時点
では結論を出せない"，ということになるかと思います. "敗血症には答えが
ない"ことは序章で述べましたが，PMX-DHP はまさに答えが今はありませ
ん. ただ答えがないこともいつかは答えが出ます. その時まで自身の知識や
臨床経験を活かし，ベストと思われる治療を患者さんに差し伸べてくださ
い. 私からは，そこまでしか言えません.

セプザイリスって何?

　セプザイリス（sepXiris）は一般名を AN69ST 膜と呼ばれ，AN69 膜に
polyethyleneimine（PEI）を表面加工したものです（ST は surface treated
の略で，AN69 膜の表面加工したものが AN69ST 膜になります）. PEI を膜

表面に加工することにより，生体適合性を上昇させて血液が膜に触れることによるブラジキニン産生を抑制させています．元々AN69膜は欧州では古くから使用されていましたが，表面加工の改良をしたAN69ST膜が2014年から日本で保険適用となり，日本の病院でも使用されるようになりました．セプザイリスもサイトカイン吸着を目的とした膜ですが，PMX-DHPとはどのように違うのでしょうか？　実はセプザイリスと予後に関する検討はPMX-DHP以上にあまり調べられておらず[5]，今後さらなる検討は必要です．また膜寿命の延長が期待されたSTの表面加工も現在のところ，AN69膜もAN69ST膜も膜寿命は同等であったという報告が多くを占めています[6]．

エンドトキシン・サイトカイン吸着療法の未来

　夢のような治療として一躍脚光を浴びたエンドトキシン・サイトカイン吸着療法ですが，将来はどうなるのでしょうか．この話をするとよく医療費の話題になります．つまりエンドトキシンやサイトカイン吸着は高額だからやめたほうがよいという議論です．しかしながら，私達救急医は医師であるため保険診療内であれば医療費は置いておき，その治療が有効かどうかにまず焦点を絞って議論すべきだと思っています．有効であれば高額であっても使用したらよいと思いますし，無効であれば使用すべきでないからです（もちろん医療費はとても重要ですが，医療費の問題を解決するのは厚生労働省のエキスパートの方たちです）．

　これからの10年でエンドトキシン・サイトカイン吸着療法の行く先が決まると思っています．

ブラッシュアップポイント

- 敗血症のエンドトキシン・サイトカイン吸着の是非は未だ論争中です．
- AN69ST膜の有効性に関する臨床データは少なく，今後の報告に期待しましょう．

参考文献

1) Aoki H, Kodama M, Tani T, et al. Treatment of sepsis by extracorporeal elimination of endotoxin using polymyxin B-immobilized fiber. Am J Surg. 1994; 167: 412-7.
2) Cruz DN, Antonelli M, Fumagalli R, et al. Early use of polymyxin B hemoperfusion in abdominal septic shock: the EUPHAS randomized controlled trial. JAMA. 2009; 301: 2445-52.
3) Payen DM, Guilhot J, Launey Y, et al. Early use of polymyxin B hemoperfusion in patients with septic shock due to peritonitis: a multicenter randomized control trial. Intensive Care Med. 2015; 41: 975-84.
4) Dellinger RP, Bagshaw SM, Antonelli M, et al. Effect of targeted polymyxin B hemoperfusion on 28-day mortality in patients with septic shock and elevated endotoxin level: the EUPHRATES randomized clinical trial. JAMA. 2018; 320: 1455-63.
5) Shiga H, Hirasawa H, Nishida O, et al. Continuous hemodiafiltration with a cytokine-adsorbing hemofilter in patients with septic shock: a preliminary report. Blood Purif. 2014; 38: 211-8.
6) Schetz M, Van Cromphaut S, Dubois J, et al. Does the surface-treated AN69 membrane prolong filter survival in CRRT without anticoagulation? Intensive Care Med. 2012; 38: 1818-25.

COLUMN　ウロセプシス！

　　　尿路感染症はよく，"ウロセプシス（uro-sepsis）"と呼ばれ敗血症になりやすいことが知られています[1]が，どうして尿路感染症は敗血症になりやすいのでしょうか．その理由ですが，腎杯や前立腺部尿道は解剖学的に静脈の走行と近い場所にあるため，細菌が直接静脈内に移動しやすいことが知られています．そのため敗血症になりやすく，また血液培養からも起炎菌が検出されることも稀ではありません．なお，基礎疾患がない腎盂腎炎を単純性，基礎疾患があるものを複雑性と呼びます．単純性腎盂腎炎の起炎菌としては，最も多いものが大腸菌 *E. coli* であり約70%を占めると言われています．一方で複雑性腎盂腎炎の場合には，起炎菌は様々であり，尿のグラム染色や培養検査結果をみながら初期抗菌薬を選択することになります．

参考文献

1) Wagenlehner FME, Pilatz A, Weidner W, et al. Urosepsis: overview of the diagnostic and treatment challenges. Microbiol Spectr. 2015; 3. doi: 10.1128/microbiolspec.UTI-0003-2012

CHAPTER 28

輸 血

　敗血症では貧血や血小板減少，凝固因子の低下が起こることはしばしば遭遇します．なぜ出血しない敗血症でも貧血になるのでしょうか？　それではそのような時に輸血をして，RBC，FFP，血小板を輸血すべきなのでしょうか？　この章で一緒に考えてみましょう．

赤血球と敗血症

　赤血球は構造的には無核で120日程度を寿命としていますが，病態によりその寿命は大きく変わります．また赤血球は酸素と結合しやすいタンパク質であるヘモグロビンを含み酸素運搬に大きく関わっています．敗血症でどうして赤血球が減るかですが，前述の赤血球寿命の短縮，エリスロポエチンの産生低下，マクロファージによる赤血球の貪食，輸液による希釈，出血性合併症，鉄などを含めた栄養摂取不良などが考えられています．その原因に応じて根本的な治療をするのが重要であることは間違いないのですが，一時的に赤血球輸血することで考えられるメリットやデメリットはあるのでしょうか？

　赤血球輸血によるメリットは，やはりヘモグロビンの増加により酸素運搬能が増加し，創部の創傷治癒促進や臓器障害の回避ができる可能性などがあります．一方，赤血球輸血のデメリットは，輸血量の増加はもちろんですが，それにあわせて輸血関連合併症が増加する可能性があります．また輸血をすると免疫力が低下し，感染症にかかりやすくなるのではとも考えられています．またそもそも一時的な対症療法としての輸血は予後には影響しない可能性もあります．

128

敗血症に RBC を投与すべきか？

　敗血症と赤血球液（RBC）輸血に関してはいくつか報告がありますが[1]，一般に Hgb 7 g/dL を下回るようなら RBC 輸血をすべきだと考えられます．心疾患のある場合や ECMO 中に低酸素を呈する患者などでは Hgb 10 g/dL を目標とすることがありますが，敗血症においては酸素供給量を増やす意味で輸血する必要がないことはある程度示されており[2]，一般的な敗血症では Hgb 7〜8 g/dL 程度で管理します．やはり Hgb 7 g/dL を下回る極端な貧血は生体防御にとって不利だと思われます．

凝固因子と敗血症

　敗血症では菌を包み込むようにフィブリンなどが作用して血栓を形成し，菌を閉じ込めます．これらの血栓は，"immunothombosis（免疫血栓）"とも言われ，生体防御の反応の一種です．それに伴って，凝固因子は消費され低下することで，敗血症ではプロトロンビン時間（PT）や活性化部分トロンボプラスチン時間（APTT）の延長などが起こります．

敗血症に FFP を投与すべきか？

　それでは，敗血症性 DIC により PT-INR（国際標準比）や APTT が延長した場合には，どうすべきでしょうか？　そのまま放置すべきでしょうか？　それとも新鮮凍結血漿（FFP）を補充すべきでしょうか？　FFP を補充するとしたらどれくらい PT-INR や APTT が延びたら投与すべきなのでしょうか？

　現時点では，一般には生体の生理的な防御反応であり，敗血症に対してFFP の投与は不要であると考えられています．実際に SSCG でも"処置がなければ FFP 投与は不要"と記載されています．しかしながらそうは言っても，APTT が 100 を超えたり，PT-INR が極端に伸びると心配になりますよね．APTT が正常値の 2 倍，PT-INR が 2 を超える症例では FFP 投与を考慮してもよいと思います．

　あと前述の PT や APTT と関係なく敗血症に凝固因子を補充すると予後改

善するのでは，という声が最近一部の有識者から聞こえてきています．実際に，ADAMTS13（a disintegrin-like and metalloproteinase with thrombospondin type 1 motifs 13）を補充目的に FFP を投与するというプラクティスの試みが近年行われていますが，まだ予後を改善するというエビデンスはありません．一般的には出血の制御以外の目的で，FFP を投与することは避けたほうがよいと思います[3]．

血小板と敗血症

　血小板は半減期が3～5日程度であるため，骨髄で日々産生されており止血をはじめとした様々な機能を持ちます．敗血症病態においては，血管内皮細胞障害や末梢循環不全により白血球がコアとなって血小板が活性化し凝集されます．その結果，血液中の血小板は低下しますが，生体防御の反応の一つであり生理的反応なので低いからよくないとは一概に言えません．一方で過度な血小板低下は出血傾向を引き起こし，生体にとって不利益な状態となります．そのため血小板が低下した敗血症患者においては血小板輸血がしばしば行われていますが，血小板輸血が必要な目標値は未だ不明です．

　2016 年の SSCG では，出血のリスクのない患者には 1 万/μL，出血のリスクのある敗血症患者は 2 万/μL，活動性出血があり外科的侵襲を行う患者には 5 万/μL の血小板輸血を行うことを推奨しています．一方で J-SSCG においては，「敗血症において，出血傾向が出現した場合または外科的処置が必要な場合は，日本の血液製剤の指針に沿って血小板輸血を行うことを弱く推奨する（エキスパートコンセンサス）」と明確な目標血小板値は示されていません．本邦における敗血症管理のプラクティスでは，施設の方針により 2 万/μL もしくは 5 万/μL が管理目標とされていることが多いですが，どちらがよいのかは未だに不明です．

敗血症に血小板を投与すべきか？

　敗血症により血小板が 2 万/μL もしくは 5 万/μL を下回った場合，血小板輸血をすべきでしょうか？　著しい血小板低下がある場合には出血などの合併症を避けるために血小板投与することにはなりますが，その目標値は未だ

不明です．現時点では，SSCG に推奨のあるとおり，出血のリスクのない患者には 1 万/μL，出血のリスクのある敗血症患者は 2 万/μL，活動性出血があり外科的侵襲を行う患者には 5 万/μL の血小板輸血を行う，を参考に血小板輸血するのがよいと思います．

　昔からある輸血ですが，実は意外にも敗血症ではわかっていないことが多いのです．古い輸血療法に新しい知見を加えていく必要があります．

ブラッシュアップポイント
- 敗血症で Hgb 7 g/dL 以下では RBC の輸血をすべき！
- ルーチンの FFP 投与は不要です．

参考文献
1) Holst LB, Haase N, Wetterslev J, et al. Lower versus higher hemoglobin threshold for transfusion in septic shock. N Engl J Med. 2014; 371: 1381-91.
2) Fernandes CJ Jr, Akamine N, De Marco FV, et al. Red blood cell transfusion does not increase oxygen consumption in critically ill septic patients. Crit Care. 2001; 5: 362-7.
3) Gajic O, Dzik WH, Toy P. Fresh frozen plasma and platelet transfusion for non-bleeding patients in the intensive care unit: benefit or harm? Crit Care Med. 2006; 34: S170-3.

CHAPTER 29

栄 養

　栄養はすぐに短期決戦の敗血症患者の予後を変えるわけではありませんが，長期決戦の敗血症患者では確実に予後に影響を及ぼします．また栄養は次の章で説明する血糖とも密接に関係しており，敗血症治療の土台みたいなものです．土台をどのようにつくるのか，考えてみましょう．

栄養が敗血症に及ぼす影響

　早期の経腸栄養は，感染症発症率を低下，ICU 滞在期間を短縮させることができます．また適切に栄養を投与しないと当然ながら死亡などの重要なアウトカムにも影響し得ます．その理由はやはり栄養投与により全身状態が改善することで，合併症が減少することにあります．栄養は腸管のバリア機能を保持させるとともに，感染症に対する抵抗力を高めることができます．

敗血症患者には栄養が必要か?
Permissive underfeeding を理解しよう

　よく敗血症になると腸管の動きが悪くなり，胃管から流動栄養食を投与しても逆流していたり栄養が吸収されない，ということを経験しませんか？これらの反応は一見すると悪い生体反応のように思われますが，一種の生体防御のための反応でもあります．敗血症の急性期に栄養をとりすぎると，酸化ストレス反応増悪，高血糖，代謝負荷（タンパク負荷による腎障害の増悪など）によりかえって生体に悪影響を及ぼすのです．そのため敗血症の急性期においては，必要最低限の栄養投与法である，"permissive underfeeding" の有効性が叫ばれてきました[1]．

Permissive underfeeding では栄養量を通常より低めに投与しますが，「本当にこの少ない栄養で大丈夫なのだろうか？」と考える人もいるかと思います．しかしながら，低栄養を心配しての過剰な栄養や経腸栄養と経静脈栄養の併用はかえって予後を悪化させます[1]．体重にもよりますが，通常敗血症急性では，700～1,000 kcal と少し程度の栄養が体内に入れば問題ないと思われます．なので経腸栄養を持続投与で経管チューブから，20～30 mL/時程度流すイメージです．その後状態が改善していけば，徐々に投与量を増やしていきます．Permissive underfeeding をよく理解して実践しましょう．

栄養はいつ，どこから投与するの?

栄養は可能であればICU 入室後 24～72 時間以内に経腸栄養を開始するようにしましょう．経静脈栄養はICU 入室後 1 週間以内に経腸栄養の開始が難しいと判断した場合に投与します．なお 1 週間以内でしたら末梢からの輸液のみ（水分補正のみ）のほうが経静脈栄養使用に比べて予後がよいことがわかっています[1]．"できるだけ経腸栄養の単独投与"が基本姿勢であり，経腸静脈と経静脈栄養の併用の必要はありません．

それではなぜ経腸栄養のほうがよいのでしょうか？　経腸栄養では腸内細菌叢や腸管の自然免疫機能の維持に有利に働くとされています．また経静脈栄養のように強制的に栄養を投入するわけではないので，病態に合わせて体が低栄養や過栄養にならないように調整しながら栄養を吸収しています．敗血症では全身状態の低下に伴い，バクテリアルトランスロケーション（ダメージを受けた腸管内皮細胞を通じて，便内にいる大腸菌などが血中に移行してくる現象）が起こりますが，経腸栄養はバクテリアルトランスロケーションの抑制にも有効です．

栄養療法は予後を変えるか?

すでに栄養療法はその開始タイミングや投与ルート（経腸もしくは経静脈），投与量，などが予後を変えることがわかっています[2]．ちなみに経腸栄養では投与できる経管栄養の種類がたくさんありますが，どれを使用しても

表19 Harris-Benedict の式

男性	BEE (kcal/day) = 66.5 + 13.75 BW (kg) + 5.00 H (cm) − 6.78 Age (歳)
女性	BEE (kcal/day) = 655.1 + 9.56 BW (kg) + 1.85 H (cm) − 4.68 Age (歳)

BEE: basal energy expenditure.
安静時エネルギー消費量（resting energy expenditure: REE）は BEE×1.2 である．
また実際のエネルギー投与量はこの REE にストレスファクターを乗じて算出する．

予後に影響するほどのものはなく，一般的な医学常識を遵守すれば，大きな臨床的な差はないでしょう．

投与量に関しては，Harris-Benedict の式 **表19** などのカロリー計算式や間接熱量計などを用いて決定するとよいでしょう．

敗血症と栄養のトピックス

敗血症において腸内細菌叢を整えようと，早期経腸栄養やプロバイオティクスや GFO の投与が ICU ではしばしば行われています．近年クロストリジウム（*Clostridium difficile*）による難治性腸炎などによる難治性の下痢に糞便移植が行われていますが，2016 年に敗血症後下痢においても糞便移植が行われました[3]．腸内細菌叢を整える画期的な治療法であると思われます．ただ敗血症では抗菌薬を使用するために，糞便移植のタイミングは慎重になる必要がありますが，将来面白い分野となるかもしれません．

栄養はあいまいな分野かもしれませんが，敗血症治療においても重要な役割を占めます．今後も面白い分野となりそうです．

ブラッシュアップポイント
- 敗血症の栄養療法で permissive underfeeding を実践しよう．
- 早期の経腸栄養は，感染症発症率を低下，ICU 滞在期間を短縮させます．

参考文献

1) Arabi YM, Aldawood AS, Haddad SH, et al. Permissive underfeeding or standard enteral feeding in critically ill adults. N Engl J Med. 2015; 372: 2398-408.
2) Casaer MP, Mesotten D, Hermans G, et al. Early versus late parenteral nutrition in critically ill adults. N Engl J Med. 2011; 365: 506-17.
3) Wei Y, Yang J, Wang J, et al. Successful treatment with fecal microbiota transplantation in patients with multiple organ dysfunction syndrome and diarrhea following severe sepsis. Crit Care. 2016; 20: 332.

CHAPTER 30

血糖コントロール

敗血症における血糖コントロールは予後改善のみならず，合併症の減少や入院期間の短縮など，非常に重要な治療の一つです．この章では，敗血症における高血糖のメカニズムや人工膵臓のことまで一緒に勉強していきましょう．

敗血症と血糖

通常，生体に侵襲が加わると交感神経の作用やグルカゴンなどの分泌促進などにより高血糖となります．またインスリンの感受性低下も認められ，高血糖を助長させます．これらの作用により敗血症においては一般に高血糖となり，血糖コントロールが必要となります．またカテコラミンやステロイドの使用など敗血症治療で必要な薬剤も，これらの高血糖を助長させる方向に働きます．

なぜ血糖を調節する必要があるのか?

高血糖は感染を惹起しやすいだけでなく，血管内皮細胞障害や好中球の機能低下を引き起こし，死亡率を高めることが知られています．そのため血糖を適切な値まで補正する必要があり，適切な血糖コントロールは予後を改善します．

また高血糖は心筋虚血も引き起こします．高血糖による K_{ATP} チャネル阻害によりミトコンドリア機能不全を起こして心筋虚血になると言われており，高血糖を改善することは，敗血症だけでなく，心筋虚血という側面からもとても重要なのです．

元々糖尿病がある患者にとっては，適切なインスリン投与・血糖コントロールができないことは上記の障害だけでなく，糖尿病性ケトアシドーシスや糖尿病性高浸透圧性昏睡の発症のリスクとなってしまいます．

　低血糖と同様に，高血糖（血糖値が 180 mg/dL くらいより上）は生体防御にとって不利な状況となります．

至適血糖値はどのくらいか？

　ご存知の方も多いとは思いますが，2000 年代には血糖値 80〜110 mg/dL 程度を目標にした強化インスリン療法が一世を風靡しました．血糖を厳密にやや低めにコントロールすることで死亡率を改善させるというもので，血糖コントロールがそれほど重要なのかと，世界中の集中治療医の目が釘付けとなりました．

　しかしながら時間が経つにつれ，強化インスリン療法の問題点も少しずつ明らかになっていきます．低血糖の頻度が多くなるのはほぼ確実だということがわかり，それが実は予後悪化に寄与（それまでの常識と正反対です！）していた（2009 年の NICE-SUGAR 研究[1]という事実が明らかにされ，以後強化インスリン療法を行う集中治療医はいなくなりました．

　現在では，至適の血糖値は 144〜180 mg/dL 程度が好ましいとされており，これらの範囲を目標に血糖コントロールを行いましょう．

どのような方法で血糖をコントロールするか？

　通常はインスリンの注射を持続静脈注射で使用し，病態が改善したり，食事が開始されれば，定期的なインスリンの皮下注射へ変更します．SSCG 2016 では血糖のチェックを敗血症の急性期では 1，2 時間毎に行い，状態が安定すれば 4 時間毎に行うのが望ましいとされています．

　また血糖の激しい変動は死亡率を高めることもわかっており[2]，変動が小さくなるように血糖コントロールすることが望まれます．近年では血糖自体のコントロールはもちろんですが，血糖値の変動も小さくしようという試みが行われています．

ちなみに敗血症が完全に治癒すれば，その後は高血糖が改善されインスリンが不要となるため，非糖尿病患者が敗血症を契機にインスリンユーザーとなることはあまりありません．

敗血症に人工膵臓を用いるか？

そもそも人工膵臓ってどのようなものなのでしょうか？ 簡単に言えば1時間毎に 2 mL の採血を自動的に行い，まず血糖を測定します．そして目標血糖値に合わせて，インスリンもしくはグルコースを注入することで目標血糖に近づけます．これらの流れを機械によって自動的に行うことで，血糖をより厳密に管理することが可能です．前述の血糖の変動も小さくなるでしょう．そのため，敗血症において血糖コントロールが難しい症例などは人工膵臓の有用性が高いと考えられます．また ICU の医師や看護師などの労力を軽減できるという点も，多くの敗血症患者の治療を実践している施設においては魅力的なものとなるでしょう．

"血糖管理を制すものは，敗血症を制す！" とまで言えるかはわかりませんが（笑），敗血症治療において，重要な役割を占めていることは確かです．

ブラッシュアップポイント
- 敗血症の血糖値は 144〜180 mg/dL 程度を目安にします．
- 低血糖発作を起こさない！ そのために人工膵臓も考慮します．

参考文献
1) NICE-SUGAR Study Investigators. Intensive versus conventional glucose control in critically ill patients. N Engl J Med. 2009; 360: 1283-97.
2) Hermanides J, Vriesendorp TM, Bosman RJ, et al. Glucose variability is associated with intensive care unit mortality. Crit Care Med. 2010; 38: 838-42.

CHAPTER 31

敗血症と補体

　現在の敗血症治療の臨床現場において補体活性経路を制御することで，敗血症の治療ができるような薬はありません．しかしながら敗血症では低補体血症となることは知られており，将来新薬が登場する可能性はあります．補体の動きと敗血症の関連について考えてみましょう．

補体経路と敗血症病態における変化

　一般的な補体の経路について，ここで一度おさらいしておきましょう．補体の経路は，古典的経路，副経路，レクチン経路の3つがあります．これら3つの経路はC3がC3変換酵素によりC3a，C3bに切断された後は，最終的に一つの共通した経路となります．つまりC3までに至る経路が異なるのです．古典的経路にはC1が関与していますが，主にC1を介した抗体依存性の反応が起きます．副経路では，抗体非依存性で，細菌の表面成分がC3を切断することがきっかけとなり活性化されます．レクチン経路は抗体非依存性であり，血清タンパクのマンノース結合レクチン（MBL）が細菌や真菌の細胞壁やウイルスのN-アセチルグルコサミン基に結合した場合に活性化されます．敗血症では，最終的にはC3aの活性化による血管透過性の亢進，C3bの活性化によるオプソニン効果と貪食作用の増強が補体系の活性化により期待されます．

　血清補体の上昇はあまり臨床的な意味はなく（慢性的な感染症で高値となることがあります），敗血症では著明に血清補体価が低下します．古典経路の活性化で減少していく成分はC1，C2，C4であり，それに引き続いてC3，C5の低下も認めます．一方で，副経路の活性化ではC1やC4は関与しないためその値も変化せず，C3とC5が減少することになります．CH50はC1

第31章　敗血症と補体　139

からC9の総合的な活性であるため，いずれの補体経路でも低下します（古典的経路でより低下しやすいと考えられています）．そのためCH50は病態への補体系の関与を調べるためのスクリーニング検査として主に使用されます．

敗血症における補体活性化によるDICの発症

補体系と凝固系はタンパク分解を伴うカスケード反応という点で共通しており，また炎症を惹起させるトリガーが同時に補体系と凝固系を活性化させることが多くなります．そのため補体系と凝固系は密にリンクしています[1]．C5aの活性化により白血球（特に好中球）における組織因子（TF）の発現を助長することはすでに知られており，TFは凝固を助長させます．また補体の活性化自体が血管内皮細胞に働きかけて，血管内の凝固が助長されることはほぼ明らかとなっています．このように補体が活性化されると，凝固系も活性化されDICの状態に近づきます．敗血症での炎症や外傷における止血でも，補体と凝固はクロストークしており，共同的に働いているのです．

敗血症性DICと血栓性微小血管症

敗血症性DICと血栓性微小血管症(thrombotic microangiopathy: TMA)は臨床的に鑑別することが難しく，診断に迷うことも少なくありません．TMAは，血小板減少，溶血性貧血による全身倦怠感・動悸・呼吸困難，腎機能障害を呈しますので，同じく血小板減少や腎機能障害を認めるDICと鑑別が時に難しくなります．一番の鑑別ポイントとしては，TMAでは溶血が起こることです．そのため採血結果でLDH・GOT・カリウムの上昇，破砕赤血球の出現が起きます．臨床症状としては，DICでは浮腫，血圧が低下傾向にあるのに際し，TMAでは高血圧，血尿となります．またDICでは，PTの延長やAT（アンチトロンビン）の低下が起きますが，TMAでは起こりにくいのです．これらの臨床的な症状の違いは微小血栓の形成される場所が違うからと考えられています 図10 ．つまりDICでは末梢静脈系に血栓ができるため，身体が浮腫状になり血圧も低下しますが，一方のTMAでは末梢動脈

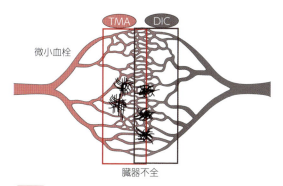

図10 血栓形成部位の違いによる DIC と TMA (Wada H, et al. Thromb J. 2018; 16: 14[2]より改変)
赤色が動脈で，他方が静脈．

系であるため，血圧が高くなり腎臓の細動脈が詰まって血尿や高血圧などを呈するのです[2]．TMA はさらに，TTP（thrombotic thrombocytopenic purpura, 血栓性血小板減少性紫斑病），STEC-HUS（Shiga toxin-producing *Escherichia coli*, hemolytic uremic syndrome, 志賀毒素産生病原性大腸菌による HUS），aHUS（atypical hemolytic uremic syndrome, 非典型溶血性尿毒症症候群），二次性 TMA などに分けられます．TTP は意識障害を呈することが多く ADAMTS13 活性が 10% 以下であれば診断できます．また STEC-HUS では血性下痢が 90% 近くに認められ，aHUS は二次性 TMA を除外して aHUS の診断となります（aHUS の診断には補体の遺伝子検査が有用です）．また病態により治療方法が異なりますので，まず DIC と TMA を鑑別することは臨床上，非常に重要となります．しっかり覚えておきましょう．

補体制御による新規治療薬の可能性

　適度な補体の活性化は炎症という生体防御の側面から重要です．しかしながら過剰な活性化は，敗血症による多臓器不全を助長させます．C5a1 受容体の阻害剤は敗血症などで治療薬となり得る可能性が，2018 年に Nature 誌から報告されました[3]．また好中球の C5a 受容体は予後と関連していることは多く報告されています[4]．

一方でaHUSの特効薬であるエクリズマブは髄膜炎菌感染症にかかりやすい副作用があることが知られています．エクリズマブは補体C5の開裂を阻害し，終末補体複合体C5b-9の生成を抑制するため，莢膜を有する髄膜炎菌を殺菌できなくなると考えられているためです．

　そのためC5a受容体サブタイプを抑制することで敗血症の予後を改善できるか，もしくはエクリズマブのように一部の感染を悪化させるリスクもあるのか，さらに詳しく調べる必要がありそうです．

ブラッシュアップポイント
- 敗血症病態において補体の活性化が起こります．
- 敗血症性DICの診断時には，TMAの可能性を必ず鑑別します．

参考文献
1) Lupu F, Keshari RS, Lambris JD, et al. Crosstalk between the coagulation and complement systems in sepsis. Thromb Res. 2014; 133: S28-31.
2) Wada H, Matsumoto T, Suzuki K, et al. Differences and similarities between disseminated intravascular coagulation and thrombotic microangiopathy. Thromb J. 2018; 16: 14.
3) Robertson N, Rappas M, Doré AS, et al. Structure of the complement C5a receptor bound to the extra-helical antagonist NDT9513727. Nature. 2018; 553: 111-4.
4) Xu R, Lin F, Bao C, et al. Complement 5a receptor-mediated neutrophil dysfunction is associated with a poor outcome in sepsis. Cell Mol Immunol. 2016; 13: 103-9.

CHAPTER

32

敗血症性 DIC

　敗血症における DIC（disseminated intravascular coagulation，播種性血管内凝固症候群）ですが，患者の状態の結果をみているのか，それとも過程をみているのでしょうか？　そもそも DIC は治療対象となるのでしょうか？

　一般に米国では DIC は患者の状態の結果をみていると考えられており，治療の対象とはなりません．しかしながら日本や欧州の一部では，DIC は予後不良の原因の一つであり，治療対象と考えられています．DIC の病態や実際の治療に関してみてみましょう．

敗血症性 DIC の病態

　DIC の症状は主に出血と臓器障害ですが，敗血症性 DIC では特に臓器障害が問題となります．血管内では外部から侵入した細菌に対して，好中球が貪食しようと集まってきます．その際に，同時にその好中球を核として血小板が凝集し血栓が形成されます．そして敗血症性 DIC では炎症とのクロストークがあるところが，通常の DIC と大きく異なります．炎症性サイトカイン（IL-1，IL-6，TNF-α など）は肝臓でのフィブリノゲン産生亢進と同時に，血管内皮細胞における組織因子産生による凝固系を亢進します．また血小板や血管内皮細胞から PAI-1（plasminogen activator inhibitor-1）の放出が起こり，線溶系が抑制されます．最終的には，線溶抑制型 DIC を呈し，微小血管の閉塞，循環障害が進み，臓器障害が進行します．

　なお敗血症性 DIC では HMGB-1（high mobility group box-1）が高値となることが知られており，HMGB-1 高値例ではその予後が不良です．

第 32 章　敗血症性 DIC ■ 143

敗血症性 DIC の診断

日本においては日本救急医学会の急性期 DIC 基準 表20 がよく用いられ，Sepsis-3 の敗血症診断基準と急性 DIC 基準の両方を満たしたものが，敗血症性 DIC とされています．DIC の診断基準は単一ではなく，国際血栓止血学会による DIC 基準もあります．国際血栓止血学会ではフィブリノゲンが項目として入っていますが，日本救急医学会にはフィブリノゲンはなく代わりに SIRS が項目の一つに入っています．日本救急医学会による急性期 DIC 基準の問題として，そもそも SIRS は敗血症の診断基準であって DIC の項目には不要なのではないか，血小板の点数が高く TMA 病態との区別を難しくしているのではないか，との意見があります．これらを踏まえて今後，日本救急医学会の急性期 DIC 診断基準はおそらく改定されていくでしょう．

表20 急性期 DIC 診断基準 (丸藤 哲, 他. 日救急医会誌. 2005; 16: 188-202[1]より作成)

スコア	SIRS	血小板 (/mm³)	PT 比	FDP (μg/mL)
0	0〜2	≧12 万	<1.2	<10
1	≧3	≧8 万，<12 万あるいは 24 時間以内に 30% 以上の減少	≧1.2	≧10，<25
2	―	―	―	―
3		<8 万あるいは 24 時間以内に 50% 以上の減少		≧25
		DIC 4 点以上		

敗血症性 DIC 治療の変遷

敗血症治療薬として注目を浴びた活性化プロテイン C（APC）ですが，その作用機序は PAI-1 と反応し，PAI-1 を低下させることにより循環血液中の t-PA 濃度を高め線溶系を促進させます．敗血症では PAI-1 が高値となり，臓器障害を呈するなど予後悪化と関連すると考えられていました．そのため，APC 投与により，敗血症患者の予後が改善するのではと話題となりましたが，2012 年の PROWESS-SHOCK 研究において姿を消すことになりま

した[2]. PROWESS-SHOCK 研究において，敗血症性ショック患者に APC を投与しプラセボ群と比較しましたが，28 日・90 日死亡率に差が出なかったためです．以後 APC は敗血症の治療から姿を消していきます（そもそも日本では敗血症治療薬として承認されませんでした）．

ヘパリン類投与

敗血症性 DIC の治療薬として，古くから知られています．また，ヘパリン類と"類"をつけているのは，標準のヘパリン（未分画ヘパリン）と低分子ヘパリンがあるからです．未分画ヘパリンでは患者により用量反応関係が異なるため APTT のモニターは必須ですが，低分子ヘパリンでは用量反応関係が直線的であるため APTT のモニターは不要です．また低分子ヘパリンのほうが出血の合併症が起こりにくく，未分画ヘパリンのメリットは"安価"以外にはほとんどみあたりません．

リコンビナント・トロンボモジュリン補充療法

rTM (recombinant thrombomodulin) はトロンビンと結合して抗トロンビン作用を示し，またトロンビンとトロンボモジュリンの複合体はプロテイン C を活性化させて抗凝固活性作用や抗炎症作用を示します．これらが rTM 補充療法の効果と考えられており，基礎的な機序はある程度わかってきていますが，実際の臨床における有効性は未だにわかっていない部分も多くあります．

敗血症性 DIC に対する rTM 補充療法が生存率や入院期間など臨床の主要アウトカムを改善するかに関しては，いまだ議論中です．JSSCG 2016 と SSCG 2016 どちらも推奨を提示していません．結論を出すだけの十分なデータがなかったというところでしょう．また rTM 治療の是非に皆が慎重な姿勢でいることが伝わってきます．

その後，欧米を中心に凝固障害を伴う敗血症に対して rTM を投与する大規模多国間第III相試験 SCARLET（Sepsis Coagulopathy Asahi Recombinant LE Thrombomodulin）の速報が 2018 年の秋に出ましたが，rTM と

プラセボ群に統計学的有意差はありませんでした（死亡率: rTM 26.8% vs プラセボ 29.4%）．今後，この SCARLET の結果をもとに rTM 療法の運命は左右されるでしょう．薬の運命を左右するのは科学的根拠ですので，データのみが rTM の行方を知っているのかもしれません．

アンチトロンビン補充療法

　敗血症性 DIC ではアンチトロンビン（AT）が低下しています．低下の主な原因は消費されるためですが，血管透過性亢進による血管外漏出や，肝不全による産生低下なども原因の一つです．AT は抗凝固作用に加え，抗炎症作用を持ちますので，それを補充して敗血症の予後を改善しようというのが AT 補充療法となります．AT 補充療法の有効性に関する報告は多くありますが，未だに有効性に関する最終結論は出ていません．現時点では主治医による裁量に任せられている現状であり，JSSCG 2016 では投与することを弱く推奨していますが，SSCG 2016 では投与しないことを強く推奨しています．

　なお近年ではリコンビナント・アンチトロンビンも登場し，より安全性の高い AT 製剤が使用できるようになりました．ATⅢはタンパクの発見過程で名付けられた古い名前ですが，AT と ATⅢは全く同じものです．

敗血症性 DIC の未来

　敗血症性 DIC において，課題が色々とあります．一つは DIC の定義が適切なのかという課題，治療対象となるのかという課題，治療対象であるなら有効な治療薬はあるのか，など様々な問題があります．敗血症性 DIC の未来は明るいのか，暗いのか今はまだわかりませんが，この分野がどうなるのかは日本人にかかっています．この分野を牽引する若いリーダーが求められています．

敗血症性DIC治療の投与例

リコモジュリン®（rTM）1回380単位/kg 1日1回30分かけて点滴静注
アコアラン®（アンチトロンビンガンマ）1日1回36国際単位/kg
※体重によって投与量が異なるので計算する必要があります．

ブラッシュアップポイント

- 敗血症性DICは線溶抑制型DICであり，微小血管の閉塞や循環障害により臓器障害が進行します．
- rTM療法の今後の動向に注目．

参考文献
1) 丸藤 哲, 射場敏明, 江口 豊, 他. 急性期DIC診断基準 多施設共同前向き試験結果報告. 日救急医会誌. 2005; 16: 188-202.
2) Ranieri VM, Thompson BT, Barie PS, et al. Drotrecogin alfa (activated) in adults with septic shock. N Engl J Med. 2012; 366: 2055-64.

COLUMN　重症患者と成長ホルモン

　　　筆者にとって重症患者に対する成長ホルモン投与はセンセーショナルな論文の一つです．臨床研究は患者にとってよいことばかりではない，ということを痛感させられました．

　そもそも成長ホルモンですが，敗血症，外傷などの炎症反応を減弱させることが知られています[1]．重症患者では成長ホルモンや insulin-like growth factor 1（IGF-1）が低下しており，それが原因で窒素バランスもマイナスとなっていると考えられていました．そのため，1988 年に経静脈栄養下でカロリー不足の患者に成長ホルモンを投与すると，窒素バランスが改善したと報告されました[2]．

　その他，敗血症をはじめ集中治療患者に成長ホルモンを投与するとよい効果があった，という研究成果が出たために，1999 年の N Engl J Med 誌の研究が実施されるに至りました．この研究では欧州を中心に多施設 RCT を行い，ICU 患者に成長ホルモンを投与しました．そこで何が起こったかですが，成長ホルモンを投与すると，圧倒的な差で死亡リスクが上がり，生存例においても ICU 滞在期間が延長しました．統計学的な解析をするまでもなく，明らかな効果をもって，"成長ホルモン投与は重症患者の死期を早めた"のです．また報告されていた窒素バランスの変化もプラセボ群と比べても差はありませんでした．それまでに成長ホルモンの有効性を支持した研究成果は何だったのでしょうか．

　臨床研究は，きちんと倫理審査委員会を通過して，きちんとしたルール内で行っていても患者にとって予期せぬ不利益な事象が起こる，ということを改めて再認識させられます．介入研究では，もちろん有害事象が出ることもありますので，細心の配慮と速やかな善意のある決断が求められています．

参考文献
1) Takala J, Ruokonen E, Webster NR, et al. Increased mortality associated with growth hormone treatment in critically ill adults. N Engl J Med. 1999; 341: 785-92.
2) Manson JM, Smith RJ, Wilmore DW. Growth hormone stimulates protein synthesis during hypocaloric parenteral nutrition: role of hormonal-substrate environment. Ann Surg. 1988; 208: 136-42.

CHAPTER 33

ステロイド補充療法

　さて敗血症におけるステロイド補充療法ですが，敗血症治療に関わる医師・研究者により，その有効性について長きにわたる激闘が巻き起こされています．未だに決着がついているとは言い難いですが，ある程度わかっていること，わかっていないことがはっきりしてきたように思います．おそらく皆さんも一度は敗血症とステロイド補充療法のことを聞いたことがあると思いますが，ここでもう一度整理しておきましょう．

なぜ敗血症にステロイドなのか?

　敗血症に対するステロイドの有効性の議論は昔から行われています．ステロイド補充により，感染症を増悪させるのではないかとの意見はステロイドを支持しない有力な考えです．一方でステロイドは抗炎症作用（NFκB 系経路の抑制などによる）があり，さらに敗血症の病態が解明されるにつれて，敗血症ではコルチゾールの分泌不全や糖質コルチコイド受容体の減少が起こることがわかってきました．侵襲の程度に見合ったコルチゾールが不足している，いわゆる相対的副腎不全や CIRCI（critical illness related corticosteroid insufficiency）と言われる病態ですが，この場合には外因性にステロイドを補充することにより，敗血症の予後を改善できるのではないかというのがステロイド補充を支持する意見です．実際に敗血症患者にステロイドを投与すると血圧が上昇したという現象は，敗血症を治療している臨床医なら必ず経験したことがあるでしょう．ステロイド補充により，"敗血症がよくなるのではないだろうか"，"予後が改善するのではないだろうか"と考えるのは必然の理と言えます．しかし本当に予後は改善するのでしょうか？

第 33 章　ステロイド補充療法　149

ステロイド補充は有効か？　無効か？

　敗血症（当時の記述では severe infection と記載されているが，現在の敗血症性ショックに相当する重症度であった）に対するステロイド補充療法のRCT は 1960 年代に初めて行われ，ハイドロコルチゾン 100 mg の投与とプラセボ投与が比較されました．ハイドロコルチゾン群の生存率は 42%，プラセボ群の生存率は 47%であり統計学的な差はなく，ステロイド投与は予後を変えないというものでした[1]．そうすると次に，ステロイドの量が少なかったのではないかという風潮が 1980 年代を中心に広まります．1980 年代には敗血症性ショックに高用量のステロイド投与を調べた研究が多く実施されましたが，死亡率の改善など予後改善を支持する結果は得られず[2]，徐々に高用量ステロイドは行われなくなります．

　その後敗血症性ショックとステロイド投与を語る上で，必ず押さえておかないといけない研究成果が 2002 年にフランスから発表されました[3]．発表した Dr. Annane は親日家でよく日本にも講演に来ていますね．さてその結果ですが，敗血症に対するステロイド投与は ICU 死亡・28 日死亡・院内死亡率の全てを改善させ，ステロイドの有効性が示された結果となり，敗血症性ショックに対するステロイド投与は一躍脚光を浴びます．もちろん今まで予後改善を指示するこれほどの結果が出ていなかったため，世界中で追試がされることとなりました．これら追試の結果をまとめてみました[4] 表21 ．

　最新の 2018 年に N Engl J Med 誌に発表された APROCCHSS 試験にフォーカスを当てちょっとみてみましょう[5]．この試験は 2008 年から 2015 年までの 7 年にもわたり実施された RCT で，1,671 人が研究対象となり，さらに 1,241 人がランダム化されました．主要評価項目である 90 日全死亡率はコルチコステロイド群 43% vs プラセボ群 49%（RR 0.88，95%CI 0.78-0.99，P＝0.03）で死亡率は有意に低下，さらに副次的評価項目ではショック期間や臓器障害のある期間を 2 日短縮し，人工呼吸期間も短縮しました．この研究も 2002 年と同じ Dr. Annane からの報告であり，2002 年に実施した RCT の経験を十分に生かして，緻密な研究を成功させました．デザインはほぼ完ぺきであり，研究期間や患者数を考慮しても，かなり信頼性の高い結果と言えます．

表21 ステロイドの有用性を比較した各研究とその詳細

研究名	Annane[3]	CORTICUS[2]	HYPRESS[4]	APROCCHSS[5]
年	2002	2008	2016	2018
筆頭著者	Djillali Annane	Charles L. Sprung	Didier Keh	Djillali Annane
国	フランスを中心	欧州を中心	ドイツ	フランスを中心
介入群	ハイドロコルチゾン50 mg 6時間毎静注＋フルドロコルチゾン50 mg 経口7日間	ステロイド50 mg 6時間毎静注, 5日間	ステロイド200 mg 持続投与, 5日間	ハイドロコルチゾン50 mg 6時間毎静注＋フルドロコルチゾン＋活性化プロテインC 7日間
対照群	プラセボ	プラセボ	プラセボ	プラセボ
研究デザイン	多施設 RCT	多施設 RCT	多施設 RCT	多施設 RCT
組み入れまでの時間	8時間	72時間	24時間	24時間
SAPS 2	59	49	54.1	56
SOFA	—	11	6.3	12
End-point 総患者数 介入群死亡(%) 対照群死亡(%)	28日死亡 299 55 61	28日死亡 499 39.2 36.1	28日死亡 353 8.8 8.2	90日死亡 1241 43 49.1
ステロイドによる死亡率の改善効果の有無	不応性ショックの死亡率を改善した	改善せず	改善せず	改善した ※28日死亡は差なし

　これらの結果をみたところ，ステロイド投与によりショックを離脱できる効果が期待できると思われ，また重症例においては死亡率も改善させる可能性があると考えられます．

ステロイド投与による副作用

　敗血症性ショックに対するステロイドによる副作用で最も多く認められるのは高血糖です．高血糖は予後を悪化させますので，インスリンの使用による血糖コントロールが必要になります．他にもステロイドの一般的な副作用に，感染症の増悪や消化管潰瘍などがありますが，敗血症性ショックに対するステロイド投与では，これらの副作用は問題となることはそれほど多くは

ありません．

実際にステロイドを投与するか？

　実際の臨床現場では重症例や血圧低下が問題となった敗血症に関しては，ステロイドを投与するのがよいと思われます．また状態が改善すれば，もはやステロイド投与には副作用しかないので，速やかにその投与を中止しましょう（カテコラミンが不要になるまで改善した敗血症にはステロイドは不要です）．さらに血糖のコントロールに注意して，適切に使用しましょう．

敗血症性ショックに対するステロイドの投与例

ソル・コーテフ®（ヒドロコルチゾン）50 mg＋生理食塩水 50 mL　6 時間毎 30 分かけて静注

ブラッシュアップポイント

- ステロイド投与による高血糖に注意．
- 難治性のショックを呈する敗血症にステロイド投与を考慮します．ルーチンの投与は不要です．

参考文献

1) Cooperative Study Group. The effectiveness of hydrocortisone in the management of severe infections: a double-blind study. JAMA. 1963; 183: 462-5.
2) Sprung CL, Caralis PV, Marcial EH, et al. The effects of high-dose corticosteroids in patients with septic shock. A prospective, controlled study. N Engl J Med. 1984; 311: 1137-43.
3) Annane D, Sébille V, Charpentier C, et al. Effect of treatment with low doses of hydrocortisone and fludrocortisone on mortality in patients with septic shock. JAMA. 2002; 288: 862-71.
4) Didier K, Evelyn T, Gernot M, et al. Effect of hydrocortisone on development of shock among patients with severe sepsis. The HYPRESS Randomized Clinical Trial. JAMA. 2016; 316: 1775-85.
5) Annane D, Renault A, Brun-Buisson C, et al. Hydrocortisone plus fludrocortisone for adults with septic shock. N Engl J Med. 2018; 378: 809-18.

CHAPTER 34

高気圧酸素療法

　高気圧酸素療法は古くから用いられていますが，その有効性に関しては多くはわかっていません．敗血症における高気圧酸素療法の役割について一緒にみていきましょう．

高気圧酸素療法とは？

　高気圧酸素療法は高気圧環境に患者を収容し，高濃度酸素（100％酸素など）を投与することで，様々な病態の改善を図る治療法です．チャンバー（高気圧酸素療法を行う機械）のなかで一定の圧をかけながら高濃度酸素を吸入することで，酸素運搬量の増加，早朝治癒の促進，嫌気性菌に対する不活化作用などを期待します．2018年現在，日本国内には329施設が高気圧酸素療法を行うための装置であるチャンバーを保有しています．米国では主に糖尿病性壊疽に対する創傷治癒促進目的で，広く使用されています．

敗血症に高気圧酸素療法は有効か？

　救急領域では高気圧酸素療法は減圧症や一酸化炭素中毒に対して用いられますが，敗血症に対する適応や有効性はどうなのでしょうか？

　現在の日本では，高気圧酸素療法の適応疾患のなかに"敗血症"は入っていませんが，敗血症へと進展し得る"ガス壊疽"，"ショック"，"重症の熱傷"は救急適応疾患として保険適用となっています．ガス壊疽に対する高気圧酸素の有効性を支持する機序としては，酸素の毒性を利用して菌を死滅させる効果や，熱傷に関して治癒の促進や壊死した組織に酸素を届かせて菌が増殖されにくくする効果などを狙っています．これらの機序は動物実験では証明

第34章　高気圧酸素療法　■　153

済みですが，臨床データでは多くの後ろ向きの研究結果により，その有効性の根拠が示されています．近年も，2017年に後ろ向きコホート研究で，熱傷患者に対して高気圧酸素療法を施行したことにより，敗血症が早く治り，敗血症管理がうまくいったという報告がなされました[1]．高気圧酸素治療ではチャンバーを用いるため状況によっては盲検化が難しいのですが，前向き研究からの成果が必要となるでしょう．現時点では，高気圧酸素療法はガス壊疽や熱傷に伴う敗血症には有効な可能性がありますが，敗血症全般に有効かはわかりません．

敗血症に高気圧酸素療法を行う場合，その設定はどうする?

高気圧酸素療法と言ってもその設定は単一ではありません．設定する圧力（通常高気圧酸素では絶対気圧である atmosphere absolute: ATA を使います），時間，加圧方式（酸素加圧か空気加圧か）を決めなければなりません．先ほど紹介した2017年のコホート研究では，2.5 ATA で90分を週5回行っていました．敗血症に対して推奨される条件は不明ですが，2017年の報告に準じて 2.5 ATA（2〜3 ATA），90分，1日1回程度で十分だと思われます．しかしながら明らかなエビデンスはなく，今後医学的根拠に基づいた推奨が必要となります．また減圧症（潜水病）では高気圧酸素療法を用いますが，その目的は圧をかけることであるため"再圧療法"と言われており，厳密な意味では高気圧酸素療法と区別されています．

高気圧酸素療法の安全性を意識しながら

高気圧酸素の加圧方式は酸素加圧もしくは空気加圧の二つに大別できます．酸素加圧はチャンバー内を酸素で満たした後に加圧するやり方で，空気加圧はチャンバー内は空気ですが，患者は100%酸素マスクで酸素吸入するというやり方です．

加圧方式の違いによる治療成績の違いですが，感染源が体表にある場合は酸素加圧のほうが，直接酸素が感染源に接するため効果的だという意見もありますが，酸素加圧と空気加圧のいずれでも効果にはほとんど差がないと考

えられます．また酸素加圧は爆発を起こす危険性があるため（日本国内における高気圧酸素療法の爆発事故は全て酸素加圧によるものです），可燃物がチャンバー内に混入していないかどうか，その実施には十分注意しなければなりません．

さらに敗血症性ショックは重症であるため，多くのME（医学工学）機器が装着されているかと思いますが，チャンバー内に持ち込めないME機器も多いので確認が必要です．挿管患者における人工呼吸器ですが，チャンバー内でもその使用が可能な機種もあります．しかしながら加圧のためか同調性が悪くなることが知られており，十分な鎮静薬が必要だと考えられています[2]．また不整脈を合併した患者において，チャンバー内での加圧中や100%酸素中の除細動は大変危険です[3]．

チャンバー内は急変時に十分な対応ができず，状態が不安定な敗血症性ショックの治療はしばしば困難となります．その上で敗血症の患者で高気圧酸素療法が必要な場合には，医療従事者の付き添いが可能な第二種装置をできるだけ使用するようにしましょう．安全性と有益性（ガス壊疽，重症の熱傷，ショックには高気圧酸素療法の適応があります）を十分考えて，有益性が期待できる場合に高気圧酸素療法を施行しましょう．

ブラッシュアップポイント
- 敗血症において高気圧酸素療法が有効なケースがあります．
- 安全性を考慮すると酸素加圧より空気加圧のほうがベターです．

参考文献
1) Chiang IH, Chen SG, Huang KL, et al. Adjunctive hyperbaric oxygen therapy in severe burns: experience in Taiwan Formosa Water Park dust explosion disaster. Burns. 2017; 43: 852-7.
2) Bessereau J, Aboab J, Hullin T, et al. Safety of hyperbaric oxygen therapy in mechanically ventilated patients. Int Marit Health. 2017; 68: 46-51.
3) Weaver LK. Hyperbaric oxygen in the critically ill. Crit Care Med. 2011; 39: 1784-91.

CHAPTER 35

深部静脈血栓症予防

　深部静脈血栓症（deep venous thrombosis: DVT）では下肢の腫脹や発赤があれば疑うことができますが，視診ではわからないこともよく経験します．そのような場合にはベッドサイドでの超音波検査は DVT の診断に非常に有用です．敗血症と DVT の関係ですが，実はあまり詳しいことはわかっていません．この章で一緒に勉強していきましょう．

DVT 発生のメカニズム

　血栓形成の発生因子として，Virchow 三徴が有名です．Virchow 三徴とは，血流の停滞，血管内皮細胞障害，血液凝固能亢進のことを言います．血流の停滞は，同じ姿勢を長い時間続ける，体の一部や血管が長時間圧迫される，などのイベントがあると血栓が形成されます．さらに血小板が活性化され，血小板からセロトニン放出が起こると血栓（白色血栓）ができやすくなります．血管内皮細胞障害においても，血小板の凝集が起こり，血中に放出されたサイトカインの働きにより血栓が形成されやすいです．

敗血症は DVT ができやすいのか？

　敗血症の重症度が高ければ血管内皮細胞障害は必発であり，また血液凝固能も亢進します．さらに敗血症のため人工呼吸器管理となり鎮静されてしまうと，体動がなくなるため同じ姿勢でいることで血流も停滞しやすいです（コラム「DVT の身体所見と超音波検査」参照）．また外科手術後の敗血症は，より血流が停滞しやすいです．これらのことから敗血症においては DVT ができやすいと考えられます．米国において，実際に予防をしていても，

ICU において敗血症患者を超音波検査にてスクリーニングしたところ，DVT の発症は 37.2％であったとのことでした[1]．もちろん DVT に関してはかなりの人種差があり，これらの結果は米国での結果であるためそのまま日本人に当てはめることはできません（日本人は DVT を起こしにくい人種ですので）．しかしながら，敗血症が DVT のリスク因子となるのはほぼ間違いないでしょう．よく日本で海外の研究成果の追試がなされますが，人種差がある疾患ほど，追試の意義が高くなります．

D-Dimer で DVT を早期発見する?

DVT に対する D-dimer は感度が高いので DVT の除外には使用可能です[2]．しかしながら高いからと言っても DVT と診断できるわけではありません．敗血症で入院した患者さんの D-dimer をフォローしていると，急に D-dimer が増加することがあります．D-dimer が上がる原因がなければ DVT がある可能性がありますので，超音波もしくは造影 CT にて精査するということになります．D-dimer はあくまでもスクリーニング的な使い方となりますので，D-dimer 単独での DVT の診断は困難です．

敗血症に DVT 予防は必要か?

敗血症においても，集中治療患者と同様に DVT 予防は必要になります．SSCG 2016，J-SSCG 2016 の両方で DVT の予防をすべきとの記載があり，SSCG 2016 では，可能であれば機械的予防（間欠的空気圧迫法，弾性ストッキングの着用など）と抗凝固薬投与の両方を行うべきだとされています．特に機械的予防は禁忌もほとんどないため（すでに DVT があるとわかっている場合には禁忌となります），積極的に行いましょう．

DVT 予防のためにすべきこと

下肢の間欠的空気圧迫法，弾性ストッキングの着用，抗凝固療法などが DVT の予防に有用です．DVT が発生すると入院期間は延長し，また肺塞栓

を起こしての突然死の可能性も出てきます．そのため，これらの予防はしっかりやっておきましょう．

　同時に安静度を上げることが DVT のリスクを減らすことを忘れてはなりません．全身状態の改善に合わせて，安静度もしっかりと上げていきましょう．

DVT 予防のための抗凝固治療の投与例

▶ ヘパリン（5,000 単位）1 バイアル＋生理食塩水 250 mL　25 mL/時（500 単位/時）持続投与で開始
　→APTT 40〜80 程度を目標にする
▶ クレキサン®（エノキサパリン）0.2 mL 皮下注　12 時間毎
　低分子ヘパリンです
　→モニタリング不要（というか APTT は延長しません）

ブラッシュアップポイント
- 敗血症は DVT を合併しやすいです．
- D-dimer では DVT の確定診断はできませんが，スクリーニングツールとしては有用です．

📎 参考文献
1) Kaplan D, Casper TC, Elliott CG, et al. VTE incidence and risk factors in patients with severe sepsis and septic shock. Chest. 2015; 148: 1224-30.
2) Kassim NA, Farid TM, Pessar SA, et al. Performance evaluation of different D-dimer cutoffs in bedridden hospitalized elderly patients. Clin Appl Thromb Hemost. 2017; 23: 998-1004.

COLUMN ● **DVT の身体所見と超音波検査**

　　　DVT の身体所見では，足関節の背屈により腓腹部に疼痛が生じる Homans 兆候や腓腹部をマンシェットで加圧すると低圧で疼痛が生じる Lowenberg 兆候，立位で患側肢の疼痛が増強する Luke 徴候などが知られています．これらのサインは疼痛の評価をするため，ある程度意思の疎通や離床が可能なくらいの状態でないと検査自体が難しいということをしばしば経験します．

　身体所見の正確性ですが，Homans 兆候は感度 11〜56％，特異度 39〜89％であり，身体所見全体で考えると感度が 60〜96％，特異度が 20〜72％という状況です[1]．DVT は早期発見，早期治療が重要な疾患ですので身体所見だけでは不十分であると考えられますが，超音波検査や CT と併せて実施することで，より診断能を高めることができます．なお ICU の状況では，ほとんどがベッドサイドの超音波検査に頼っており，また超音波検査は鋭敏に多くの DVT を検出することができます．身体所見と超音波検査の両方を DVT の早期診断に使いましょう．

🖉 参考文献
1) Anand SS, Wells PS, Hunt D, et al. Does this patient have deep vein thrombosis? JAMA. 1998; 279: 1094-9.

CHAPTER
36

上部消化管潰瘍の予防

　敗血症に対してルーチンの潰瘍予防は必要なのでしょうか？　潰瘍予防のため抗潰瘍薬を投与することによりどれくらいのメリットとどれくらいのデメリットがあるのか考えてみましょう.

敗血症と潰瘍形成のリスク

　元々は 1969 年にボストンのベスイスラエル病院（Beth Israel Deaconess Medical Center 私のいた病院です！）から報告されたのがきっかけで，敗血症，呼吸不全，低血圧，黄疸などの重症患者の胃底部を中心に胃潰瘍が形成されやすいことがわかりました[1]. 敗血症患者では生体侵襲のため反応性に胃酸の分泌が増加しています. また胃酸は胃内の壁細胞から分泌されますが，胃底部の壁細胞が過剰に刺激されていて，同部位の潰瘍形成が多いのです. これらは"ストレス潰瘍"とも呼ばれており，敗血症においては胃潰瘍の発生が増えているのです. これらの事実から，ICU における抗潰瘍薬の投与というのはよく行われてきました.

　ちなみに. 現在の ICU ではどれくらい抗潰瘍薬が投与されているかご存知でしょうか？　北米で調べたところ 84％が重症患者に対して（敗血症も含みます）抗潰瘍薬が投与されていました[2]（つまり抗潰瘍薬が投与されていなのはたったの 16％ということになります）！　現在の ICU では抗潰瘍薬の投与はごく普通のこととなっています.

抗潰瘍薬投与による敗血症患者への影響

　それでは全ての敗血症において抗潰瘍薬の投与が必要と言えるでしょう

か？　抗潰瘍の必要性を議論するためには，抗潰瘍薬の副作用を知っておかなければなりません．一定の抗潰瘍薬は胃酸の分泌を抑制しますが，問題となるのは新たな感染症を発生させる可能性があることです．胃液は通常強烈な酸性で菌の生息が難しいのですが，胃液の pH が上昇すると胃内に細菌が増殖しやすくなります．そのため micro aspiration（不顕性誤嚥）により肺炎のリスクが増えます．また人工呼吸器挿管患者においては，人工呼吸器関連肺炎（ventilator associated pneumonia: VAP）のリスクが高まるのです．さらに *Clostridium difficile* 感染症や MRSA（メキシリン耐性黄色ブドウ球菌）腸炎なども抗潰瘍薬の投与により増えると考えられています．

抗潰瘍薬投与は敗血症患者に必要なのか？

　以上の結果から，我々はどのような抗潰瘍薬を投与すべきか，それともすべきでないか，どちらでしょうか？　結局は患者のリスクとベネフィットのバランスにより抗潰瘍薬投与をするしないを決めるしかありません．SSCG 2016 では敗血症患者でルーチンの抗潰瘍薬投与は必要ではなく，上部消化管出血のリスクの高い患者にのみ抗潰瘍薬を投与すべきとされています．例えばヘパリン，抗血小板薬の使用，潰瘍の既往歴などは投与の適応となります．なので潰瘍形成しやすい，出血のリスクなどがあれば抗潰瘍薬を投与しましょう．

抗潰瘍薬の種類による違い（PPI vs H$_2$受容体拮抗薬）

　SSCG 2016 では PPI，H$_2$受容体拮抗薬のいずれでも構わないとされています．PPI のほうが潰瘍予防に優れているという結果は多数あるのですが[3]，一方で逆の結果もあり[4]，どちらが好ましいかまだ決着はついていません．院内肺炎や *Clostridium difficile* 感染症などの副作用に関しても報告により結果が様々で，まだ一定の結論までには至ってないです．なので現時点では潰瘍予防は PPI と H$_2$受容体拮抗薬のどちらの使用でも問題ないと思います．実際の臨床では PPI を使用している施設が多い現状があります．

上部消化管潰瘍予防のための投与例

オメプラール®（オメプラゾール）（20 mg）1A＋生理食塩水 50 mL　12〜24 時間毎　30 分かけて静注

敗血症に対する抗潰瘍薬は引き続き，臨床現場での重要なテーマです．

ブラッシュアップポイント

- ルーチンの抗潰瘍薬投与は不要です．
- 抗潰瘍薬投与で VAP，*Clostridium difficile* 感染症や MRSA 腸炎などのリスクが上がることも覚えておきましょう．

参考文献

1) Skillman JJ, Bushnell LS, Goldman H, et al. Respiratory failure, hypotension, sepsis, and jaundice. A clinical syndrome associated with lethal hemorrhage from acute stress ulceration of the stomach. Am J Surg. 1969; 117: 523-30.
2) Barletta JF, Kanji S, MacLaren R, et al. Pharmacoepidemiology of stress ulcer prophylaxis in the United States and Canada. J Crit Care. 2014; 29: 955-60.
3) Alhazzani W, Alenezi F, Jaeschke RZ, et al. Proton pump inhibitors versus histamine 2 receptor antagonists for stress ulcer prophylaxis in critically ill patients: a systematic review and meta-analysis. Crit Care Med. 2013; 41: 693-705.
4) MacLaren R, Reynolds PM, Allen RR. Histamine-2 receptor antagonists vs proton pump inhibitors on gastrointestinal tract hemorrhage and infectious complications in the intensive care unit. JAMA Intern Med. 2014; 174: 564-74.

COLUMN アカデミックキャリアの築き方

　この本を読んで頂いている読者層は，後期研修医やフェローくらいの方が一番多いかと思いますが，初期研修医の先生からベテランの先生までいらっしゃるかと思います．アカデミックキャリアを皆さんはどのように作りたい，もしくは作ってきましたか？

　私の場合は，卒業6年後に医学研究科の講師，11年後に医学研究科の准教授となったわけですが，常に一貫して大事にしていたことは臨床と研究の両立です．臨床医としては臨床力がないと目の前の一人の患者を救命できませんし，他の医師に指導することも当然できません．そのため若い医師にとっては必須の能力です．臨床の力は，臨床を継続していると自然と身についてくる部分も多いのですが，それだけで他の人より先駆けてアカデミックポジションをとってキャリアを形成するのは大変難しいです．そのためプラスアルファの力が求められます．その点で研究は広く医学全般に寄与できる可能性があるのと，臨床医がミクロの視点なら研究はいわばマクロの視点です．筆者は色々な視点から"救急医学を究める"ことを重要視しています．

　また研究者という観点で言えば，毎日研究をしている研究者にとっては研究ができるのはある意味当たり前かもしれません．研究者が論文を出しているのは普通のことだからです．そのような状況で自身の力をどう発揮するかですが，臨床もできて研究もできる医師を目指すこと，それ自体が自分の武器になるのではないかと考えています．"臨床も研究もできる医師はいない，結局はそのような人はどちらも中途半端だ"，という意見はよく聞きますし一理あります．誤解のないように言えば，"臨床医として高い技術を持って臨床ができるようになり，さらに研究能力を持って真に必要とされている臨床的疑問を解決できる"医師が求められていると思います．なので研究者のように毎日研究する必要はなく，臨床的視点で必要なものを厳選して，それを追求していくことが必要なのだと思います．

　またアカデミックポジションというのは"自分のやったことに対して，結果としてついてくるもの"です．日々自身がやりたいことを目指して，頑張っているうちに自然とできてきたもの，それが"アカデミックキャリア"です．なので自分で作ろうとしてできるものではありませんので，自分がやりたい

第36章　上部消化管潰瘍の予防　163

ことを信じて突き進むのみです．"綺麗ごとじゃないか"，と思われる人がいるかもしれませんが，他の大学などの機関からお誘いを頂く場合，ほとんどはアカデミックポジションとセットで話があります．なのでそのときにアカデミックキャリアが実際に自然と形成されるのです．アカデミックポジションは自分がやってきたことに対する評価なのです．あと個人的に少し気をつけている点として，他の人と違うことをやるべきもの，他の人と同じことをやるべきもの，を自分のなかで区別して持っています．一般に研修医など自分が学ぶ身のときには，成功している人と同じようにしたほうが得られるものが大きいと思っています．その一方で自分が何かを教えたり，広めたりするときには，他の人と違うことをしたほうが効果的であると思っています．

"There is always light behind the clouds." という言葉をご存知でしょうか？ "曇りの裏には必ず光がある" という意味で，私がとても好きな言葉です．この言葉になぞらえれば，人と違うことをするときや何かに挑戦するときには曇りのなかにいるわけですが，その後に光があることを強く信じて何事もやり遂げてください．

CHAPTER 37

社会復帰と再発

　救命できる敗血症患者が増えるにつれて，同時に歩行困難など後遺症などを持つ患者が増えています．また身体的な障害のみならず，認知的，精神的な後遺症も問題となっています．さらに色々な臨床的疑問も生まれてきています．敗血症の生存者はもう一度敗血症になりやすい？　健常人と同じように寿命が期待できる？　がんになる危険性が高まる？　などです．これらの疑問点を一緒に考えてみましょう．

敗血症と PICS

　近年，敗血症患者の死亡率の改善に伴い，集中治療後に生存した患者に発症する PICS（post-intensive care syndrome，集中治療後症候群）が注目を浴びています．その PICS の患者は主に，① 身体機能障害，② 認知機能

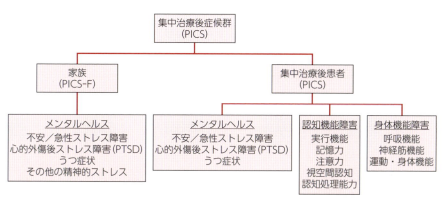

図11 PICS の概念とその分類
(Needham DM, et al. Crit Care Med. 2012; 40: 502-9[1])より改変)

障害，③ メンタルヘルス障害，の３つに大別されます **図11** が，PICS の発症に関わる因子は単一ではなく様々です[1]．現在まで ① 身体障害に対する研究は多く行われてきたものの，② 認知障害はあまりわかっていません．③ メンタルヘルス障害は患者自身はもちろんですが，患者の家族が発症する PICS-F (post-intensive care syndrome-family) も大きな問題となります．特に PTSD (posttraumatic stress disorder) やうつ病がメンタルヘルス障害をきたす疾患として知られています．

　PICS は診断基準が非常に曖昧であるために，その疫学が詳しくわかっていません．今後は明確な診断基準の整備が求められています．

敗血症と ICU-AW

　ICU-AW (ICU acquired weakness) は PICS のなかの一部ですが，診断基準が明確化されています．その ICU-AW の診断基準は，下記の ①，②，③ (もしくは ④)，⑤ の全てを満たすものとなっています．

　① 重症病態の発症後に全身の筋力低下が進行
　② 筋力低下はびまん性 (近位筋/遠位筋の両者)，左右対称，弛緩性であり，通常脳神経支配の筋障害はない
　③ 24 時間以上あけて２回行った MRC score の合計が 48 点未満，または検査可能な筋の平均 MRC score が４点未満
　④ 人工呼吸器に依存している状態
　⑤ 重症疾患と関連しない筋力低下の原因が除外されている

社会復帰に向けた取り組み

　社会復帰は患者の状態や取り巻く社会状況によりますので，一様ではありません．後遺症が残った敗血症患者の社会復帰に向けた取り組みとして，身体・呼吸器・心臓リハビリテーション，移動手段の確保 (歩行器や車椅子)，自宅の改築 (手すり，車椅子用の廊下，電動ベッドなどの設置)，などが必要になることがあります．

　近年これらを支援するために PICS 外来の設置が叫ばれるようになり，一

部の施設で試験的に取り組まれています（まだ数えるくらいの施設しかやっていないようです）．主に運動機能，認知機能，精神状態の3項目を評価し，状態によって治療介入を行います．また社会復帰のために，介護認定，障害者認定申請などの書類をPICS外来で作成してサポートすることもあります．筆者は，PICS外来の目的はPICSの3項目に関する異常を早期発見するスクリーニングと考えており，専門的治療が必要となれば精神神経科やリハビリテーション部に紹介するなど，多診療科，多職種を巻き込んだ診療が求められています．

社会復帰後の敗血症の再発率

敗血症で生存した患者は8年以内に60%が再度敗血症になるか死亡していることが報告され，生存後も敗血症の影響があることがわかっています[2]．また敗血症生存者は再入院率も多いです[3]．そのため社会復帰後も健常人と比較すると，予後が必ずしも良好とは言えないため，PICS外来などで注意深くフォローしていく必要があります．

敗血症生存者のがんリスク

敗血症の診療をしていると，"先生，敗血症から治ったのは嬉しいんですけど，今後はがんになりやすいとかあるのでしょうか？"と患者に質問されたことがあるのではと思います．実際のところ，敗血症の生存者はがんになりやすいのでしょうか？　呼吸不全と敗血症後の5年間フォローアップで特別にがんの発生などはなかったという結果がありますが[4]，実際のところがん化のリスクが上がるのかは詳しくわかっていません．がんになると敗血症にはなりやすいのですが，敗血症後にがんになりやすいかはわからないのです．ただ少なくとも健常人と比較すると，前述のとおり予後がよいとは言えませんので，定期的な外来受診や検診，感染症予防のためのワクチン接種などは重要と言えます．

第37章　社会復帰と再発　167

> **ブラッシュアップポイント**
> - 敗血症は社会復帰するまでの過程が重要です．
> - 敗血症復帰後は PICS 外来でフォローする取り組みをしましょう．

📎 参考文献
1) Needham DM, Davidson J, Cohen H, et al. Improving long-term outcomes after discharge from intensive care unit: report from a stakeholders' conference. Crit Care Med. 2012; 40: 502-9.
2) Shen HN, Lu CL, Yang HH. Risk of recurrence after surviving severe sepsis: a matched cohort study. Crit Care Med. 2016; 44: 1833-41.
3) Guirgis FW, Brakenridge S, Sutchu S, et al. The long-term burden of severe sepsis and septic shock: sepsis recidivism and organ dysfunction. J Trauma Acute Care Surg. 2016; 81: 525-32.
4) von Bahr V, Hultman J, Eksborg S, et al. Long-term survival in adults treated with extracorporeal membrane oxygenation for respiratory failure and sepsis. Crit Care Med. 2017; 45: 164-70.

COLUMN 敗血症で認知機能障害は悪化する？

　　　認知機能とは，学習，記憶，理解，判断，計算，見当識，行動などを起こすために必要な脳の機能のことを言います．認知障害はこれらに障害をきたしている状態であり，健忘，認知症，そしてせん妄などの疾患が含まれています．認知障害が重症化すると寝たきりの状態ともなり，また長期予後との関連性を示す報告もあり注意が必要です．敗血症では認知症の増悪，敗血症性脳症による認知機能障害の発症が大きな問題となっています．それでは認知機能障害はどのように評価するのがよいのでしょうか？

　一般的に認知機能障害を評価するには，HDS-R（改訂 長谷川式簡易知能評価スケール）や MMSE（Mini-Mental State Examinaton）が用いられます[1]．しかし敗血症の超急性期で気管挿管されて人工呼吸器管理にある患者ではこれらのツールによる評価は困難です．そのような場合にはせん妄の評価ツールである，ICDSC（Intensive Care Delirium Screening Checklist）や CAM-ICU（Confusion Assessment Method for the Intensive Care Unit）を用いて，認知機能評価の代用とするしかありません[2]．またせん妄は認知機能障害をきたす代表的な疾患ですので，ICDSC や CAM-ICU による認知機能評価もそれなりに妥当なものであると思います．

参考文献
1) Folstein MF, Folstein SE, McHugh PR. "Mini-mental state". A practical method for grading the cognitive state of patients for the clinician. J Psychiatr Res. 1975; 12: 189-98.
2) Gusmao-Flores D, Salluh JI, Chalhub RÁ, et al. The confusion assessment method for the intensive care unit (CAM-ICU) and intensive care delirium screening checklist (ICDSC) for the diagnosis of delirium: a systematic review and meta-analysis of clinical studies. Crit Care. 2012; 16: R115.

CHAPTER 38

小児敗血症

　小児の敗血症は成人以上にわかっていないことが多いです．そもそも前述のとおり成人の敗血症は Sepsis-3 の定義に改変されましたが，小児については触れられていません．小児の敗血症は従来の SIRS 定義を使うべきか，それとも臓器障害を伴うものを敗血症とすべきかという議論から始まります．小児の敗血症については長年わかっていないことが多かったですが，本当に最近から（2018 年頃から）色々と新しいことがわかってきている印象です．

小児敗血症は何が難しい?

　小児の敗血症ではもちろん小児がうまく症状を説明できないということは診断を難しくしている要因の一つです．さらに成人と比較して乳酸値も上昇しにくいなども初期の敗血症をみつけにくい原因となっています．また敗血症と診断できたとしても，末梢点滴ラインや中心静脈ラインの確保，血液培養の摂取などが成人と比較して難しいため，抗菌薬投与などが遅れてしまいがちです．また治療にあたり小児本人だけでなく家族への説明も成人以上に重要性が増し，迅速な治療をしていく上で難しいことを多々経験します．

小児敗血症の定義は Sepsis-3 を使用すべき?

　J-SSCG 2016 では，"「臓器機能障害を伴う感染症」を「敗血症」とすることも否定しない"と記載されており，小児でも Sepsis-3 に準じた考え方で敗血症と定義してよいと思われます．J-SSCG 2016 ではエキスパートコンセンサスとなりましたが，それは科学的に正しいのでしょうか？

　2018 年に，小児 qSOFA 表22 を小児 SIRS スコア 表23 ，Pediatric

表22 子供の年齢を考慮した小児 qSOFA スコア（Schlapbach LJ, et al. Intensive Care Med. 2018; 44: 179-88[1]より作成）

		スコア	
頻呼吸	**年齢**	**0**	**1**
呼吸数（回/分）	<2 2 to 5 >5 to 12 >12 to <18	≧34 ≧22 ≧18 ≧14	>34 >22 >18 >14
意識障害	**定義**	**0**	**1**
Glasgow coma scale（GCS）	15	15	<15
血圧低下	**年齢**	**0**	**1**
平均血圧（mmHg）	<2 2 to 5 >5 to 12 >12 to <18	≧60 ≧62 ≧65 ≧67	<60 <62 <65 <67

2 点以上で小児 qSOFA 陽性となり小児敗血症の診断が可能.

表23 小児の Systemic Inflammatory Response Syndrome (SIRS) スコア（Schlapbach LJ, et al. Intensive Care Med. 2018; 44: 179-88[1]より作成）

年齢	収縮期血圧 （mmHg）	呼吸数 （回/分）	白血球数 （×10⁹/L）	体温 （℃）
<2	<90 or >180	>34	>17.5 or >5	<36 or >38.5
2 to 5	>140	>22	>15.5 or <6	<36 or >38.5
>5 to 12	>130	>18	>13.5 or <4.5	<36 or >38.5
>12 to <18	>110	>14	>11 or <4.5	<36 or >38.5

Logistic Organ Dysfunction Score-2（PELOD-2）スコアが ICU に入室している感染症の発症予測スコアとして比較検討されました[1]．ICU 入室している小児患者の感染症の発症なので，重症度が高く，ほぼ小児敗血症と言ってよいと思われます．結果として SIRS スコアと qSOFA スコアはほぼ同等であり，Sepsis-3 基準（qSOFA 基準）は Sepsis-2 基準（SIRS 基準）に取って代わることに問題はなさそうです．ただ小児では年齢により，qSOFA のスコアが異なるため，本当に簡略化され使いやすいのかは疑問が残ります．また精度もほぼ変わらないため，小児 qSOFA は使用可能ですが，成人ほどのメリットはないかもしれません．今後その定義の詳細やその使用方法について，さらに検討が必要でしょう．

小児敗血症の1時間バンドル

　小児の敗血症はトピックスが少なかったなか，2018年に小児敗血症の1時間バンドル（hour-1 bundle）の有効性の検討結果がJAMA誌に報告されました[2]．小児で敗血症を認識後に，① 抗菌薬投与前の血液培養，② 広域抗菌薬の投与，③ 20 mL/kg輸液の静脈内ボーラス投与，の3項目を1時間以内に達成すると予後が改善したというものです．小児敗血症分野ではインパクトのある結果であり，hour-1 bundleの行く先が明るいものとなりました．小児におけるhour-1 bundleは今後より広まっていくのではないかと思います．

小児敗血症のカテコラミンは何を使用すべき?

　小児の敗血症でも成人と同様にまずノルアドレナリンを使用すべきでしょうか?　近年の小児敗血症の状況に関して2018年に現状が報告されましたが，初期のカテコラミンはドパミン，アドレナリン，ノルアドレナリンがそれぞれ33%，26%，30%使用されており，最もドパミンを使用した施設が多いことがわかっています[3]．しかしながら欧米においてはすでに成人と同じようにノルアドレナリンが初期治療薬として選択されていることが多く，成人と同様に初期投与薬としてドパミンがあまりよくないこともわかってきています[4]．おそらく小児敗血症においては，従来のプラクティスを継続している施設が多く，今後はノルアドレナリンを使用する施設が増えてくると思われます．

小児の敗血症は呼吸の評価が重要

　小児の敗血症では成人と大きく異なるのは呼吸の異常です．敗血症では小児は容易に頻呼吸となり，あまりに頻呼吸がひどくなると呼吸停止して心肺停止となってしまいます．成人では認めない現象です．また小児は肺炎の罹患が多く，例えば小児に多いRSウイルス肺炎は鼻汁や喀痰などの粘液物が増加して，頻呼吸になり重症化します．

敗血症以外でも，例えば小児の心停止の多くの原因が窒息であり，airway（気道）の異常となります．なので小児の敗血症，重症疾患では横隔膜より上（気道，呼吸）の異常をとても注意深く観察する必要があります．血圧はそれほど重要でないことも多く，そもそも小児の場合，血圧の計測自体が技術的に困難なことも多いのです．小児では呼吸の異常に気をつけましょう．

　小児敗血症に関しては救急医・集中治療医だけでなく小児科の先生にもたくさん加わって頂いて，今後この分野が発展していくことを願っています．

ブラッシュアップポイント

- 小児敗血症でも qSOFA は使用可能！
- 小児敗血症では呼吸の異常に要注意しましょう．

参考文献

1) Schlapbach LJ, Straney L, Bellomo R, et al. Prognostic accuracy of age-adapted SOFA, SIRS, PELOD-2, and qSOFA for in-hospital mortality among children with suspected infection admitted to the intensive care unit. Intensive Care Med. 2018; 44: 179-88.
2) Evans IVR, Phillips GS, Alpern ER, et al. Association between the New York sepsis care mandate and in-hospital mortality for pediatric sepsis. JAMA. 2018; 320: 358-67.
3) 横川真理, 笠井正志, 志馬伸朗. 本邦小児集中治療領域における敗血症性ショック管理の現状. 日集中医誌. 2018; 25: 115-20.
4) Ventura AM, Shieh HH, Bousso A, et al. Double-blind prospective randomized controlled trial of dopamine versus epinephrine as first-line vasoactive drugs in pediatric septic shock. Crit Care Med. 2015; 43: 2292-302.

COLUMN　小児敗血症の初期治療って誰がやるの？

　小児敗血症の初期治療は小児科がやることが多いと思いますが，私の長く働いていた沖縄県では多くの病院で救急医が初期治療を行っていました．なので小児の末梢点滴ラインを取って抗菌薬投与したり，新生児の発熱ワークアップで髄液穿刺を救急医が行うことも少なくありませんでした．一方で首都圏で働いている時はほとんどの場合，小児科医がこれらの初期治療を行います．また小児科専門医を取得している救急医が小児診療に関わっていることも少なくない印象です．小児科専門医と救急科専門医のダブルボードの医師が小児敗血症の初期診療に関わると，非常に患者さんにとってもよいのではないかと思っています．今後救急と小児の両方を専門とした医師が増えることを願っています．

CHAPTER
39
人工知能と敗血症治療

"人工知能（artificial intelligence: AI）は人間を超えるか？"は永遠の人類のテーマだと思いますが，近年ブームのAIとは何なのでしょうか？ また敗血症にどのような影響を与えるのか紐解いていきましょう．

AIって何?

最近でこそブームのAIという言葉は，実は1950年代から出現します．1956年のダートマス（Dartmouth）会議で初めてAIという言葉が使われたとされています．当時AIと呼ばれたものは，現在のAIと呼ばれるものと大きく異なりました．推論・探索を主としたもので単純なものが多く，人々はAIという名前と現実とのギャップに失望感が生まれます．そのためAIという言葉が使用されない時期もありましたが試行錯誤を経て，現在の機械学習，ディープラーニングを主としたものに変わって行きます．機械学習させるために，Pythonと呼ばれる言語が注目されます．Pythonは汎用のプログラム言語のことですが，コードがシンプルで扱いやすいためAI研究において広く使用されることとなりました．

AIと敗血症

成人において血圧などの生体パラメーターを使用すると，敗血症を発症する前にその予測ができることがわかりました[1]．AI技術（機械学習）を用いると，ICU入室患者の臨床的な敗血症発症の覚知より4～12時間前に発症を予測することが可能なようです．小児においても，重症敗血症となる前にニューラルネットワーク（人間の脳神経系のニューロンを数理モデル化した

第39章 人工知能と敗血症治療 ■ 175

ものの組み合わせ）解析などを用いた AI 技術により，重症敗血症の予測ができる可能性があります[2]．

これらの報告はいずれも 2018 年の報告であり，まさに今 AI の潮流が敗血症の分野に押し寄せています．

敗血症治療戦略において AI ドクターは人間を上回るか？

2018 年にショッキングな内容が Nature Medicine 誌で発表されました[3]．AI を用いて敗血症のよりよい治療戦略をみつけようとするものです．Nature や Nature Medicine は雑誌の性質上，基礎実験系の報告がほとんどであり，大きなインパクトとなりました．米国の病院の大規模データを用いて AI ドクターと通常の臨床医の能力が比較されました．ICU における敗血症患者への輸液量や昇圧剤の適正な使用量に関して AI ドクターと臨床医の差を検討したものです．その結果，AI ドクターのほうが通常の臨床医が敗血症治療を選択するよりも，より平均的に最適な治療法を選択することがわかりました．また別のコホートのデータを用いて validation（検証）しても，AI ドクターのほうが優れていることが確認されています．敗血症治療は今まで失敗の連続でありましたが，このような全く別の角度からメスが入ることにより，将来が大きく変わるかもしれません．

AI が人間を俯瞰する

前述のように，敗血症治療において，AI が人間を超える結果が発表されました．AI が人間を超えることを technological singularity（技術的特異点）と言います．米国の AI の権威，Ray Kurzweil が言った言葉ですが，彼によると 2045 年までに technological singularity が起こり世界が大きく変わると予想しています．もしも敗血症治療の technological singularity が起きるとすれば，患者さんのカルテの採血記録，モニターからの生体情報，患者の基本情報を入力することにより，次は「昇圧剤を○○くらいの量を投与してください」や「あと数時間後に急変する可能性があるから注意してください」など AI が自動でカルテの内容をつぶやくなどの機能が入るような気がしま

す．2045年は私がギリギリ現役くらいの年ですので，自分が定年退職するまでに，technological singularityが起こるかどうかを見届けたいと思います．

　未来図であった，"AIが人間を俯瞰する"時代も近くに来ているのかもしれませんが，はたまた近くに来ているように感じていても，実はまだまだずっと遠くにいるのかもしれません．ドラえもんは2112年から来ましたが，2112年には私は確実にこの世にいませんので，2045年のtechnological singularityを楽しみに待ちたいと思います．もし読者のなかでいまから医者になる方がいましたら，是非私の代わりに2112年のドラえもんをみてくださいね．

ブラッシュアップポイント
- 敗血症にもAIを駆使した取り組みが行われています．
- AIドクターは臨床医を超える!?

参考文献
1) Nemati S, Holder A, Razmi F, et al. An interpretable machine learning model for accurate prediction of sepsis in the ICU. Crit Care Med. 2018; 46: 547-53.
2) Kamaleswaran R, Akbilgic O, Hallman MA, et al. Applying artificial intelligence to identify physiomarkers predicting severe sepsis in the PICU. Pediatr Crit Care Med. 2018; 19: e495-503.
3) Komorowski M, Celi LA, Badawi O, et al. The artificial intelligence clinician learns optimal treatment strategies for sepsis in intensive care. Nat Med. 2018; 24: 1716-20.

COLUMN エンターテイメント エデュケーションと敗血症教育

エンターテイメント エデュケーション（EE）とは，一般社会に保健医療課題メッセージを届けて行動変容につなげるためのヘルスコミュニケーション戦略のことを言います．1999 年に Singhal と Rogers らによって[1]，理論に基づくコミュニケーション戦略として，その定義づけがなされました．EE はエンターテイメント性の高いプログラムの企画，制作，普及の過程を盛り込みます．ここまで何を言っているのか意味不明でしょうから具体的な例をみてみましょう．

例えば，テレビでスーパーマンが悪役を暴力で倒してでも正義を選択することがあれば，正義のためなら暴力もやむを得ないと考える子どもが増えます．さらにテレビで敗血症患者が死ぬような映像が流れると，視聴者は，"あ，敗血症は死ぬ病気なんだ" と理解することがあります．このような観点からメディア制作の過程に医療従事者が入ることで，社会に大きな影響を与えることができます．

EE では，制作者の価値観や倫理観を理解することは非常に重要です．医療者と制作者が協力し合うことでよりよい EE を実践できるでしょう．EE と敗血症の連携は今まで皆無ですので，今後そのような取り組みがなされればと思います．

参考文献
1) Singhal A, Rogers EM. Entertainment education: a communication strategy for social change. Mahwah and London: Lawrence Erlbaum; 1999.

CHAPTER
40

敗血症バンドル治療の変遷

EGDT とは?

2001 年に発表された EGDT（early goal-directed therapy）は，敗血症，敗血症性ショックに対する治療プロトコールとして一躍脚光を浴びました[1]．EGDT が広く受け入れられたのは，短期的にやるべき明確な目標が設定されていたことと，生理学的な指標とその反応に合わせて治療をするというわかりやすい治療プロトコールであったためです 図12 ．まずは中心静脈圧（CVP）を指標に輸液を負荷して反応があれば次のステップに移ります．次は平均血圧（mean arterial pressure: MAP）が 65～90 mmHg になるようにノルアドレナリンなどの血管作動薬を投与します．その後 $ScvO_2$ を評価し 70% 以上を目標に輸血を行い，Hct 30 mg/dL 以上になっても $ScvO_2$ が依然として低値であればドブタミンなどの強心薬を投与します．これらを 6 時間以内にクリアすれば，EGDT を施行したと言えるわけです．驚くべきことに，これらの治療は臓器障害を改善し，さらには予後さえも改善させます．N Engl J Med 誌に掲載されたこの結果が誰しもの注目の的になるのは当然のことと言えます．

しかしながら，ここから EGDT の苦難の始まりともなります．まずポイントは EGDT の何が予後を改善したかということです．皆さんは何だと思いますか？　CVP は常々正確性に欠けると言われていますが，かと言って正確な指標もないためある程度の指標にはなるかもしれません．他の指標も強い根拠はありませんが，指標にはなると思います．結局のところ，何が予後を改善したのかは unknown（不明）です．

そのため EGDT の結果に懐疑的な意見を持つ医師も少なからずいて，各国でその検証試験が行われました．それが有名な，ARISE, ProCESS, ProM-

第 40 章　敗血症バンドル治療の変遷　■　179

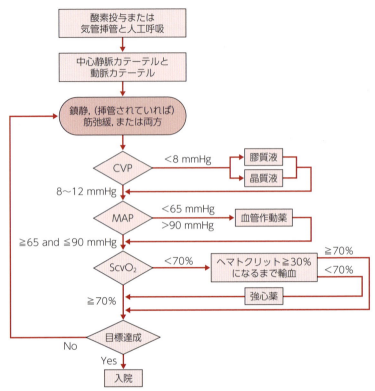

図12 EGDTプロトコールを用いた敗血症・敗血症性ショックの治療フロー
(Rivers E, et al. N Engl J Med. 2001; 345: 1368-77[1]より改変)

ISe試験です[2]．しかしながら全ての試験においてEGDTの有効性を再確認することはできず，その有効性は明らかではなくなりました．そのため一躍世界の舞台に踊り出たスター選手があっという間に，その舞台から姿を消すことになります．

その後メタ解析において，EGDTの有効性を支持する結果[3]，支持しない結果の両方が報告されており，まだこの議論はしばらく続きそうです．

EGDTからELGTへ

EGDTというスターが去った後，新しいスター候補が出てきます．このよ

うなことは芸能界では日常茶飯事ですが，ヒトの考えることは医療界でも同じなのでしょうね．次に出てきたのが ELGT（early lactate-guided therapy）となります[3]．EGDT と一字違いなので，新しいスター候補としてはネーミングもよい感じです．ELGT は乳酸値を治療目標に設定することによって敗血症・敗血症性ショックの予後を改善させようとするものです．具体的には乳酸値が 3.0 mEq/L 以上の場合，2 時間毎に乳酸値を測定し 20% の乳酸値の低下を目標とすることを治療最初の 8 時間に行います．オープンラベルの RCT では，ICU 入室期間，人工呼吸器からの離脱，SOFA スコア，院内死亡率などを改善させることができました[4]．ELGT に関しても EGDT と同様に今後の研究報告を注視していく必要がありますが，乳酸値は重症度と関係があることはほとんど間違いはなさそうなので，ある程度期待できるのではと私は考えています．ただ乳酸値が目標を達成できなかったから死亡率が上がるのか，そもそも死亡する症例は乳酸値がコントロールできないから死亡するのか，という問題があります．患者を無作為化し二群で比較することによって，これらの妥当性の問題は解消できそうですが，観察研究においては大きなバイアスのリスクとなります．

敗血症と Hour-1 bundle（1 時間バンドル）

次世代スター候補 ELGT のライバルとして，hour-1 bundle が 2018 年新星のように登場します[5]．というかすでに他を圧倒して，敗血症の標準治療となっている印象すらあります．敗血症認知後 1 時間以内に，① 乳酸値の計測，② 抗菌薬を使用する前に血液培養の採取，③ 広域抗菌薬の投与，④ 低血圧や乳酸値が 4mmol/L 以上であれば 30 mL/kg の晶質輸液を投与する，⑤ 輸液中／後も低血圧が遷延するようなら平均血圧 65 mmHg 以上を目標に血管収縮薬を投与する，の 5 項目の達成を目指します 表24 ．どの程度の効果があるかは今後の報告を待つ必要がありますが，迅速性という意味ではすでに promissing なバンドルと思われます．

いずれにしても敗血症の治療で重要なことは，"速やかな治療" です．EGDT や ELGT はエキスパートでない担当医には標準的で速やかな治療を

表24 敗血症の hour-1 bundle

敗血症と認識した1時間以内に，
① 乳酸値を計測する．もし初期の乳酸値が 2 mmol/L 以上であれば適宜，再測定が必要．
② 抗菌薬を使用する前に血液培養を採取する
③ 広域抗菌薬を投与する
④ 低血圧や乳酸値が 4 mmol/L 以上を認めれば，速やかに 30 mL/kg の晶質輸液を投与する
⑤ 輸液中／後も低血圧が遷延するようなら平均血圧 65 mmHg 以上を目標に血管収縮薬を投与する

開始時間は救急外来でトリアージされた時点，もしくは敗血症／敗血症性ショックと認識した最も早い時点である．

促す効果が期待できます．また hour-1 bundle はストレートに"1時間"と定め，嫌が応でも時間を意識しながら治療できます．EGDT，ELGT，hour-1 bundle の考え方をよく理解して，"速やかな敗血症治療"に努めましょう．

Dr. 近藤の ブラッシュアップポイント

- EGDT はもはや使用されません．
- ELGT や hour-1 bundle が今後普及するか!?

参考文献

1) Rivers E, Nguyen B, Havstad S, et al. Early goal-directed therapy in the treatment of severe sepsis and septic shock. N Engl J Med. 2001; 345: 1368-77.
2) Osborn TM. Severe sepsis and septic shock trials (ProCESS, ARISE, ProMISe): what is optimal resuscitation? Crit Care Clin. 2017; 33: 323-44.
3) Lu Y, Zhang H, Teng F, et al. Early goal-directed therapy in severe sepsis and septic shock: a meta-analysis and trial sequential analysis of randomized controlled trials. J Intensive Care Med. 2018; 33: 296-309.
4) Jansen TC, van Bommel J, Schoonderbeek FJ, et al. Early lactate-guided therapy in intensive care unit patients: a multicenter, open-label, randomized controlled trial. Am J Respir Crit Care Med. 2010; 182: 752-61.
5) Levy MM, Evans LE, Rhodes A. The surviving sepsis campaign bundle: 2018 update. Crit Care Med. 2018; 46: 997-1000.

CHAPTER 41

医学英語論文の書き方

　医学論文はその書き方に自分のスタイルを持っておくと非常に作りやすくなります．なので最初の論文は作るのがとても大変なのですが，一度作ると次からはかなり書きやすくなります．この章では初学者向けに論文の書き方を紹介します．

医学論文を書く前に準備すべきこと，大事なこと

　論文作成はとても時間がかかります．実際に取りかかると色々な作業や困難もありますので，まずは自分のモチベーションや目的を再確認すべきです．"面白いアイデアだから"というモチベーションはよい研究をする上でももちろん大切なのですが，途中で挫折してしまう人も少なくありません．多くの人をみていると，現実的な目的が論文を完遂させる一番のモチベーションとなっているようです．よくあるのは「博士号を取るため」です．"面白いアイデアだから"と比べると地味で現実的ですが，多くの方が論文をやり遂げるモチベーションとなっています．他にも，"大学病院で生き残るには論文が必要だから"，"研究費を取るために実績が必要だから"，"プロモーション（昇任）されたいから"というのは何かしら現実的過ぎてある意味ちょっと嫌らしいモチベーションかもしれませんが，このような現実的なモチベーションこそが大きな原動力になることが多いのは確かです．米国の研究者は自分の給料を研究費でまかなっているために，論文を出せないと失業してしまいます．そのことは，ものすごい論文作成の原動力となります．"俺は臨床一本だ"と，研究は無意味だと言ってきた方が，急に博士号を取るために論文を書き始めるので，何か不思議に思うときがあります．

　また研究を行うにあたって患者さんの存在を忘れてはなりません．しばし

第 41 章　医学英語論文の書き方　■　183

ば研究にフォーカスするあまり，"患者さんに役に立つか？"という視点がおろそかになることがあります．研究は未来の患者さんを救うために，色々な困難に負けずに行うのです．その成果が論文作成となります．なぜ論文化するかを考えてみましょう．

論文のどこから手をつければいいの?

まず，どこから最初に論文を書き始めるのがよいのでしょうか？　私はいつも図表の作成から取りかかることにしています．図表を完成させて，figure legends を書くのが最初のステップで，実際に書く文章を頭のなかで思い描きながら，図表を作成していきます．頭のなかで思い描くにつれて，「この部分が説得力に欠ける」ため「このような図表を追加してより仮説の裏付けをしよう」など論文の軸となる部分ができていきます．

本文の執筆順としては ① method，② result，③ introduction，④ discussion，⑤ conclusion，⑥ 抄録の順番に書いてきます．①，② は「客観的事実」です．基本的には特に先行文献を探す必要もなく，事実を淡々と記載していきます．③，④ は ①，② と異なり，「探求心をくすぐられるストーリー」を執筆することが重要です．論文の新規性や重要性を伝え，価値のある論文になるかどうかが決まります．それぞれのパートをより具体的にみていきましょう．

Introduction の書き方

Introduction は4つのパートに分けることができます．それらのパートを明確にして書きたいなら，4段落構成にするのもよいでしょう．順番に，① 背景，② いままでにわかっていること，③ まだわかっていないこと，④ 研究目的を述べていきます．特に研究目的は，一目でそれとわかるように，「The aim of this study was……」，「The present study aimed to……」のように明確に記載したほうがよいでしょう．この研究が必要な理由を書き，読み手にとって興味がそそられる内容となるよう意識しましょう．

Method の書き方

　前述のとおり method は客観的事項を記載すべきパートであるため、method は誰が書いても同じような記述となるのが普通です。記載すべき内容としては、研究デザイン、PICO*, eligibility〔適格基準: 選択基準（inclusion criteria）と除外基準（exclusion criteria）に分かれます〕、観察期間や研究実施場所、統計手法などです。一般的とまでは言えない統計手法には参考文献をつけましょう。さらに忘れがちな項目として、変数の定義の記載があります。基本的には解析に使用もしくは考慮した独立変数の定義などは全て記載すべきです。また倫理的配慮に関する文章も method に含むことが多く、医学研究の倫理規範を記したヘルシンキ宣言（Declaration of Helsinki）がしばしば引用されます[1]。Method は論文の正確性や再現性に関連する重要なパートであり、一流誌に掲載される論文ほど method の記述が詳細であり、かつ丁寧です。

*PICO

　　Patient: どんな患者に

　　Intervention/Exposure: 何をして

　　Comparison: 何と比較して

　　Outcome: どうなる

Result の書き方

　Result も method と同様に客観的事実を淡々と記載するので、基本的には誰が書いても同じ記述となるべきです。また figure や table として作成したものは、全て result に記載されていなければなりません。また同様に、result に記載したものは必ずその方法についても method に記載されている必要があります。注意点としては、result には結果の解釈は記載できず、結果の解釈は discussion で記載すべき内容です。なお table1 には患者背景を記述統計するのが慣例となっているので覚えておきましょう。

Discussion の書き方

Discussion は論文執筆の中心的役割であり，最もライティング能力が問われるパートです．Result で導かれた結果に対して解釈を加えたものが discussion であり，discussion の内容は result もしくは先行研究に基づいたものでなければなりません．また先行研究に基づいた解釈をする場合には，必ずその文献を参考文献として引用する必要があります．Discussion では論理に矛盾がないよう，また結果の妥当性を意識しながら書いていきましょう．

なお discussion の終わりの部分で，limitation（研究の限界）を必ず記載しましょう．どんなに素晴らしい研究でも limitation のない研究はありません．例えば，「There are several limitations in this study. First, ……Second, ……. Finally……. 」のように明確に limitation とわかるような文章を区切りよく記載し，研究の限界点を正確に述べましょう．

Conclusion の書き方

明確な表現で，冗長にならないように記載しましょう．Conclusion での言い過ぎた表現は論文として致命的であるためにより慎重に単語を選ぶ必要があります．そのため，「Our study demonstrated that……」，「……in this study」のように，この研究条件ではこういう結果となった，という表現が多用されます．

敗血症の臨床論文作成の特徴と注意点

敗血症はまず定義をしっかりと確認する必要があります．Sepsis-2, Sepsis-3 など年代によってその定義が異なるためです．また経験的に，多くの敗血症研究は介入の効果を検討しようとするとその差がない，という状況に遭遇します．敗血症では PICO の P を意識して研究を進めましょう．また敗血症はその時期によって病勢が全く異なるため，時間軸を意識した研究計画を立てましょう．よい論文には緻密な研究計画が必要不可欠なのです．

日本語は曖昧な言語ですが，医学英語論文では不明瞭な表現は好まれません．読み手にとってよりわかりやすく明瞭に論文を意識して論文を書きましょう．

ブラッシュアップポイント
- 英語論文は図表と figure legend の作成から始めて，method→result→introduction→discussion の順に書くとよいです．
- 敗血症の臨床研究では明確な定義と PICO の P の設定が重要です．

参考文献
1) Hurst SA. Declaration of Helsinki and protection for vulnerable research participants. JAMA. 2014; 311: 1252.

COLUMN ナッジ理論を用いた臨床研究

"ナッジ"という言葉をご存知でしょうか？　ナッジは直訳すると「ひじで軽く突く」という意味ですが，行動経済学や行動科学でよく使用される言葉です．直訳だと意味がわからないですよね．ちょっとした心理的反応を使用して，科学的分析に基づいて人間に正しい行動をとらせようとするものを指します．ナッジ理論を用いた臨床研究が今後必要と私は考えています．とは言ってもここまではなんとなく概念的でボヤっとしてわけがわからないですよね．実際の具体的例を考えてみましょう．

例えば敗血症の多施設前向き研究でデータを取りたいときに，欠測が多いとその研究はそれだけでもう厳しいものとなってしまいます．そのような場合に欠測をできるだけ減らすにはどうしたらよいでしょうか？

"何もしないは最強の選択肢である"という言葉を聞いたことがありますか？　成人敗血症の初期蘇生のカテコラミンを考えてみると，現在のプラクティスではほぼノルアドレナリンを使用して，最初からドーパミンを使用する施設はほとんどないと思います．そのような時にはデータ収集システムに最初から，ノルアドレナリンをクリックしておくわけです．そしてドーパミンを使用する施設があれば，そのノルアドレナリンのクリックを外してドーパミンをクリックするというようにします．そうすることで，データの欠測はなくなります．何もしなくても選択肢が最初から選ばれている，つまり何もしないのが最強と言われる所以です．このようにちょっとしたシステムの工夫を加えておくことで目的が大幅に改善されることが"ナッジ"なのです．ナッジ理論を利用した臨床研究の推進が今後必要になるでしょう．

ちなみにナッジの反対は"スラッジ"と呼ばれます．スラッジはよかれと思ってやったちょっとした行動が逆に混乱をきたしたり，逆効果となってしまうものです．スラッジを減らして，ナッジを効かした臨床研究をやっていきましょう！

CHAPTER 42

これからの敗血症の行く先

　敗血症の未来は明るいのか，暗いのか．今までも述べてきたとおり，敗血症という疾患はある意味，私たち人間が作り上げてきた疾患なのです．敗血症の病態が重症の感染症に起こっていることは間違いないのですが，なんとなくまだ頭のなかで考えただけのイメージから完全に脱し切れていないように思います．何度か本文中でも述べてきましたが，臨床的な定義がないと疾患として成りたたないためです．そのため今後敗血症の未来を明るくするためには，敗血症の定義をさらに洗練する必要があります．

　Sepsis-4 ではおそらく qSOFA の死亡に対する感度・特異度が再評価され，修正 qSOFA が提言されることになるでしょう．また敗血症の新薬が有効かどうかを検討する際には，研究を行う前に，敗血症患者背景の heterogeneity（異質性）をできる限り最小限とする努力が最も重要です．敗血症では後ろ向き研究には限界があり，RCT などのより質の高いデザインで勝負する必要があります．残念ながら救急の領域はがんや循環器の領域と比べて，実施されている RCT が極端に少なく立ち遅れていますが，今後，日本でよりアカデミックな視点を備えて敗血症診療に臨むことが切に望まれます．

　"救急医なのに臨床研究してるの？"と不思議がられることがあるかもしれませんが，むしろ逆で"救急医だからこそ臨床研究が真に必要"なのです．混沌とした救急医学にこそ，鋭いメスで真実を切り抜きだす必要があります．

　敗血症は救急集中治療医学のなかでも最重要疾患の一つであり，今後も敗血症治療や管理に関する新しい知見が出てくるでしょう．それらの発見が臨床現場での新しい選択肢となり，敗血症患者さんの予後がさらに改善することを願ってやみません．

Dr. 近藤の ブラッシュアップポイント

- 敗血症はまだまだわかっていないことが山積み！
- 臨床医だからこそ，臨床現場で求められている研究をやりましょう！

COLUMN　海外留学で世界と競う力をつける

　私は2015年に米国ハーバード大学外科，Beth Israel Deaconess Medical CenterのAcute Care Surgery部門のリサーチフェローとなり，敗血症と外傷外科の勉強に日々勤しみました（写真）．楽しい時間よりもストレスを感じた時間のほうが圧倒的に長かったのですが，そこで得た知識や考え方は日本では決して学ぶことができないものであり，一生の財産です．日本のなかにいるときは何も不自由はなく，不満はありませんでしたが，外へ出れば価値観が一気に変わります．世界と戦う上で，海外に身を置くことは不可欠です．留学は医師人生のなかで是非一度は経験して頂きたいと思います．

　ハーバードでの私の直属のボスは敗血症に関わるDAMPsの研究をしていましたが，元々米国西海岸南部の外傷外科医のもとで働いていたこともあり，出血性ショックに対する高張食塩水や外傷凝固異常のROTEMに詳しく，日々新たな学びがありました．ハーバードのAcute Care Surgeryの部門長は外傷外科医として日々手術をする傍ら，ICUにおける敗血症後のサイトメガロウイルス感染の研究をしており，重症病態になるとなぜサイトメガロウイルスに感染するのかを教わりました．私がお世話になったハーバードのAssociate Professor以上の指導医はほぼ全員が臨床と研究に心血を注ぎながら従事していました．

　私は実際に敗血症患者の治療をしながら，さらにその敗血症患者に起こっているDAMPsの病態とその役割をミクロの視点で解析し，そしてマクロの視点から臨床のビッグデータ解析まで行っています．救急医学を軸に据えて，全ての点をつなげて一つの大きな線となるように，臨床と研究を行っていま

す．また海外留学の経験の糧は大きく，留学の経験なしでは世界と戦えないと私は感じています．

　留学は若ければ若いほどその後に活かせるので，読者の方には，しがらみを振りほどいて国外へ飛び出して頂きたいと切に願っています．

　何も考えずに，思いのまま，飛び出せ！

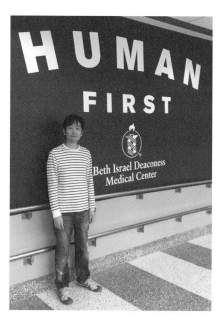

2016 年，勤務先の Beth Israel Deaconess Medical Center の渡り廊下にて（筆者）

索 引

■ 数字

1 時間バンドル	172, 181
28 日死亡	80, 107, 125, 150

■ あ

アスペルギルス	87, 89
アミノグリコシド系	77
アムホテリシン B リポソーム製剤	89
アレルギー性気管支肺アスペルギルス症	89
アンチトロンビン	140, 146
医学英語論文	183
異質性	189
一次心肺蘇生法	62
イトラコナゾール	89
インターロイキン 6	34
インフルエンザウイルス	84
ウイルスによる敗血症	83
うつ病	166
ウロセプシス	127
栄養	132
栄養評価	51
疫学	18
壊死性筋膜炎	56
エラスターゼ	44
エンドトキシン	8, 124
エンドトキシン吸着療法	124
オセルタミビル	85

■ か

海外留学	190
外傷後敗血症	44
潰瘍予防	160
ガス壊疽	153
風邪	5
家族への問診	41
活性化プロテイン C	144

ガラクトマンナン抗原	87
カルテ	42
カルバペネム系抗菌薬	75
間欠的空気圧迫法	157
観血的動脈圧波形	39
肝硬変	41
カンジダ	87, 88
カンジダマンナン抗原	87
感染性膵壊死	92
眼内炎	88
肝膿瘍	92
技術的特異点	176
急性期 DIC 基準	144
急性腎障害	118
強化インスリン療法	137
空気漏出症候群	104
グラム染色	40
経静脈栄養	133
経腸栄養	132
経肺熱希釈法	73
劇症型溶血性レンサ球菌感染症	55
ケタミン	111
血圧の推定	36
血液脳関門	64
血管作動薬	31
血管内皮細胞障害	136
血管内ボリュームの評価	68
血小板	130
血清乳酸値	31
血栓性血小板減少性紫斑病	141
血栓性微小血管症	140
血糖コントロール	136
研究デザイン	185
抗ウイルス薬治療	83
抗潰瘍薬	160
高気圧酸素療法	56, 153
抗凝固薬投与	157

抗菌薬治療	75	心房細動	97, 100
公衆衛生	19	診療ガイドライン	22
抗真菌薬	89	膵壊死部切除	92
好中球エラスターゼ阻害薬	107	スクリーニング検査	87
好中球減少	106	ステロイド	41, 60, 89, 149
広範囲熱傷	48	ステロイド補充療法	149
呼吸性変動	68	スラッジ	188
		声音振とう	37

■さ

細菌性肺炎	37	成長ホルモン	148
サイトカイン吸着	124	世界敗血症連盟	21
サイトメガロウイルス	85	赤血球輸血	128
志賀毒素産生病原性大腸菌による HUS	141	セプザイリス	125
子宮卵膿腫	93	全身性炎症反応症候群	1
システマティックレビュー	27, 77	選択基準	185
死戦期呼吸	36	せん妄	65, 116
市中感染型 MRSA	55	造影剤腎症	121
収縮期血圧呼吸性変動	68	相対的バソプレシン欠乏	62
重症敗血症	31	相対的副腎不全	149
集中治療後症候群	23, 65, 165	組織因子	140
手術部位感染症	52		

■た

循環作動薬	97	体温	63
晶質液	73	体温管理	23
小児 qSOFA スコア	170	代償性抗炎症反応症候群	6
小児 SIRS スコア	170	単純 CT	122
小児敗血症	170	単純ヘルペスウイルス	85
除外基準	185	弾性ストッキング	157
初期蘇生	31	中心静脈圧	179
初期の経験的抗菌薬治療	77	鎮静	111
心筋炎	101, 104	鎮痛	111
真菌による敗血症	87	デエスカレーション	78, 80
人工膠質液	73	デクスメデトミジン	112
人工呼吸管理	108	デブリードメント手術	52
人工呼吸器関連肺炎	161	糖尿病	41
人工呼吸器関連肺損傷	109	頭部外傷後の敗血症	45
人工膵臓	138	ドクターヘリ	80
人工知能	175	ドパミン	98
身体所見	36	ドライビングプレッシャー	108
腎毒性	89	ドレナージ治療	91
深部静脈血栓症	100, 156	トロポニン I	61

■な

ナッジ理論	188
ナラティブレビュー	27
難治性気胸	109
二次心肺蘇生法	62
ニューキノロン系抗菌薬	43
ニューラルネットワーク	175
尿路感染性敗血症	43
熱傷	83, 153
熱傷後敗血症	48
熱傷の敗血症診断基準	25
ノルアドレナリン	97

■は

肺炎	17, 33, 84, 85, 101, 172
バイオマーカー	32, 35
敗血症および敗血症性ショックの 国際コンセンサス定義第3版	12
敗血症関連心停止	60
敗血症関連脳症	64
敗血症性ARDS	101, 106
敗血症性DIC	129, 140, 143
敗血症性ショック	31, 82, 100, 101, 150, 179
敗血症性心筋症	60, 101
敗血症治療	3
敗血症の診断	31
肺保護戦略	107
パイロトーシス	49
白色血栓	156
バクテリアルトランスロケーション	133
バソプレシン	98
非定型肺炎	37
非典型溶血性尿毒症症候群	141
人食いバクテリア	55
病院前抗菌薬投与	79
病原体関連分子パターン	6
フェンタニル	111
不明熱	95

フラジェリン	6
ブラッドパッチ	109
フルイドチャレンジ	72
フルオロキノロン	76
フルコナゾール	88
フルシトシン	89
プレアルブミン	51
プレセプシン	28, 33
プロカルシトニン	28, 32
プロバイオティクス	134
プロポフォール	112
平均血圧	179
ペラミビル	85
補体	139
ボリコナゾール	89

■ま

麻疹	86
ミカファンギン	88
水治療	50
ミダゾラム	111
メタ解析	27, 77
免疫血栓	129
免疫抑制状態	44
免疫抑制薬の長期内服	41
目標血圧	70
モルヒネ	111
問診	40

■や

輸血	128
予後	18
予防的抗菌薬	52

■ら

卵巣卵管膿瘍	93
リコンビナント・トロンボモジュリン	145
リスク因子	41
臨床研究	188
臨床研究のアウトカム	30

レプトスピラ症	82
レミフェンタニル	111

■ A

ABDOMIX 研究	125
ACCESS 研究	3
ACLS（advanced cardiovascular life support）	62
ADAMTS13（a disintegrin-like and metalloproteinase with thrombospondin type 1 motifs 13）	130
ADAMTS13 活性	141
aHUS（atypical hemolytic uremic syndrome）	141
AI（artificial intelligence）	175
air leak syndrome	104
AKI（acute kidney injury）	118
AMPH-B（amphotericin B）	89
AN69ST 膜	125
APROCCHSS 試験	150
ARDS（acute respiratory distress syndrome）	15
AT	140, 146
ATP（adenosine triphosphate）	2
AUROC（areas under the receiver operating characteristic curve）	12

■ B

β-D グルカン	87
β ブロッカー	98
BBB（blood brain barrier）	64
BIS（bispectral index）	67
BLS（basic life support）	62
BPS（behavioral pain scale）	115

■ C

CA-MRSA	55
CA（community-associated）-MRSA 感染症	76
CARS（compensated anti-inflammatory	

response syndrome）	6, 7
Cheyne-Stokes 呼吸	36
CIRCI（critical illness related corticosteroid insufficiency）	149
Clostridium difficile 感染症	161
conclusion	186
CRP	32, 35
CVP（central venous pressure）	67, 179

■ D

D-dimer	157
DIC（disseminated intravascular coagulation）	15
dicrotic notch	39
discussion	185
driving pressure（ΔP）	108
DVT（deep venous thrombosis）	156

■ E

ECMO（extracorporeal membrane oxygenation）	101
EGDT（early goal-directed therapy）	179
ELGT（early lactate guided therapy）	181
ELSO（extracorporeal life support organization）	102
ESBL（extended-spectrum β-lactamase）	75
EUPHRATES 研究	125
exclusion criteria	185

■ F

finger test	56
Fournier 症候群	57
FPS（faces pain scale）	115
Frank-Starling の法則	73

■ G

GPS（good practice statement）	23
GRADE（grading of recommendations, assessment, development and evaluation）	23

GSA（global sepsis alliance） 21

■ H

Harris-Benedict の式 51, 134
heterogeneity 189
high flow CHDF 119
HMGB-1（high mobility group box-1） 143
Homans 兆候 159
hour-1 bundle 172, 181
hydrotherapy 50

■ I

ICP（intracranial pressure） 67
ICUAW（ICU acquired weakness） 166
immunothombosis 129
inclusion criteria 185
introduction 184

■ J

J-SSCG 2016 157, 170
Jarisch-Herxheimer 反応 82

■ K

Kussmaul 呼吸 36

■ L

L-AMB（liposomal amphotericin B） 89
LRINEC（laboratory risk indicator
for necrotizing fasciitis）スコア 57

■ M

MAP（mean arterial pressure） 179
measles virus 86
method 185
MRC score 166
MRSA 50, 76
MRSA 腸炎 161
Murray スコア 103

■ N

necrosectomy 92

■ P

PADIS ガイドライン 116
PAI-1（plasminogen activator inhibitor-1） 143
PAMPs（pathogen-associated molecular
patterns） 6
PBI（prognostic burn index） 52
PELOD-2（pediatric logistic organ
dysfunction score-2）スコア 170
permissive underfeeding 132
PICO 185
PICS（post-intensive care syndrome）
23, 65, 165
PLR（passive leg raising） 73
PMX-DHP（polymyxin B-immobilized fiber
column direct hemoperfusion） 124
PPV（pulse pressure variation） 68
PROSPERO（international prospective
register of systematic reviews） 28
PROWESS-SHOCK 研究 144
PTSD（posttraumatic stress disorder） 166

■ Q

qSOFA〔quick sequential（sepsis-related）
organ failure assessment〕スコア
12, 31, 36, 171

■ R

RAGE（receptor of advanced glycation
endproduct） 7
RASS（Richmond agitation-sedation scale）
114
RCT 98, 118, 125, 150, 181
RCT（randomized controlled trial） 23
Redman 症候群 58, 77
result 185

RRT（renal replacement therapy） 118
rTM（recombinant thrombomodulin） 145

■ S

SAE（sepsis-associated encephalopathy）
64
Sepsis-1 10
Sepsis-2 10, 171
Sepsis-3 5, 12, 31, 95, 171
Sepsis-4 189
sepsis-like syndrome 62
septic cardiomyopathy 60
SIRS（systemic inflammatory response
syndrome） 1, 7, 10
SIRS 基準 2, 79
SOFA スコア 12, 31
SPV（systolic pressure variation） 68
SSCG 2016（surviving sepsis campaign
guideline 2016） 22, 79, 157, 161
SSI（surgical site infection） 52
STEC-HUS（Shiga toxin-producing
Escherichia coli, hemolytic uremic
syndrome） 141
STEMI（ST-segment elevation
myocardial infarction） 80

STRIVE 試験 107
SVV（stroke volume variation） 67

■ T

technological singularity 176
TMA（thrombotic microangiopathy） 140
TNF a 阻害薬 3
Toll 様受容体 4 阻害薬 3
TSLS（toxic shock like syndrome） 56
TSS（toxic shock syndrome） 56
TTP（thrombotic thrombocytopenic
purpura） 141
two-hit 44

■ V

VALI（ventilator-associated lung injury）
109
VAP（ventilator associated pneumonia）
161
VILI（ventilator-induced lung injury） 109
Virchow 三徴 156

■ W

Waterhouse-Friderichsen 症候群 59

著者略歴

近藤　豊（こんどう　ゆたか）

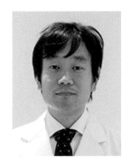

【略歴】
2006 年　沖縄県立中部病院 初期研修医
2008 年　聖路加国際病院 後期研修医
2010 年　琉球大学大学院医学研究科 救急医学講座 助教
2013 年　琉球大学大学院医学研究科 救急医学講座 講師
2013 年　琉球大学医学部附属病院 救急部 副部長
2015 年　Department of Surgery, Beth Israel Deaconess Medical Center, Harvard Medical School
2018 年　順天堂大学大学院医学研究科 救急・災害医学研究室 准教授
　　　　順天堂大学医学部附属浦安病院 救急診療科 准教授
　　　　現在に至る

【専門分野】
敗血症，外傷，集中治療

【主な役職】
Associate Editor, Acute Medicine and Surgery
日本外傷学会　評議員
日本中毒学会　評議員
日本高気圧環境潜水医学会　評議員
日本呼吸療法学会 ARDS ガイドライン 2016 & 2021　協力委員
日本版敗血症診療ガイドライン 2016 & 2020　ワーキング委員
日本集中治療医学会　神経集中治療ガイドライン作成委員会　委員
日本蘇生協議会　蘇生ガイドライン 2020 脳神経蘇生作業部会　委員
日本救急医学会　第 47 回日本救急医学会総会・学術集会　プログラム委員
日本救急医学会　熱中症に関する委員会　委員
日本救急医学会　学術集会の在り方検討特別委員会　委員
日本外傷学会　多施設臨床研究委員会　委員
日本中毒学会　事例調査・研究委員会　委員
雑誌「呼吸器ケア」編集協力委員
(2019 年 8 月 29 日現在)

【主な研究業績】

1) <u>Kondo Y</u>, Abe T, Kohshi K, et al. Crit Care. 2011; 15: R191.
2) <u>Kondo Y</u>, Higa-Nakamine S, Noguchi N, et al. Am J Physiol Lung Cell Mol Physiol. 2012; 303: L1057-69.
3) <u>Kondo Y</u>, Fukami M, Kukita I. Crit Care. 2014; 18: 438.
4) <u>Kondo Y</u>, Higa-Nakamine S, Maeda N, et al. J Cell Biochem. 2016; 117: 247-58.
5) Li X, <u>Kondo Y</u>, Bao Y, et al. Crit Care Med. 2017; 45: e97-104.
6) <u>Kondo Y</u>, Fuke R, Hifumi T, et al. BMJ Open. 2017; 7: e013828.
7) Ledderose C, Liu K, <u>Kondo Y</u>, et al. J Clin Invest. 2018; 128: 3583-94.
8) <u>Kondo Y</u>, Umemura Y, Hayashida K, et al. J Intensive Care. 2019; 7: 22.
9) <u>Kondo Y</u>, Gibo K, Abe T, et al. Medicine（Baltimore）. 2019; 98: e16307.
10) <u>Kondo Y</u>, Ledderose C, Slubowski CJ, et al. J Leukoc Biol. 2019（in press）.
11) <u>Kondo Y</u>, Matsui H, Yasunaga H. World J Emerg Surg. 2019（in press）.
12) <u>Kondo Y</u>, Sueyoshi K, Zhang J, et al. Shock. 2019（in press）.

など査読付き英語論文 58 本を公表（2019 年 8 月 29 日現在）

【今までとこれから】

　大学院修了時に成績優秀者に選出され，頂いた金時計と学長賞（右写真）．臨床の当直明けや夜間に研究をして苦しかったが，なんとかやり終えた．今までに身に着けた臨床能力，研究成果は何より周囲の指導医や仲間に支えられた．この場を借りて改めてお礼を言いたい．

　未だにまだまだ力不足の私であるが，仲間と一緒に，今後も救急医学の発展のために前進あるのみである．この本の読者の誰かが，私たちの仲間になって頂ければこの上ない幸せである．

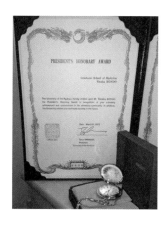

ブラッシュアップ 敗血症（はいけつしょう） ©

| 発　　行 | 2019 年 10 月 5 日 | 1 版 1 刷 |
| | 2019 年 10 月 20 日 | 1 版 2 刷 |

著　者　近藤（こんどう）　豊（ゆたか）

発行者　株式会社　中外医学社

代表取締役　青木　滋

〒 162-0805　東京都新宿区矢来町 62

電　話　03-3268-2701（代）

振替口座　00190-1-98814 番

印刷・製本/三報社印刷（株）　　　　　　　　　〈KS・AK〉
ISBN 978-4-498-16614-1　　　　　　　　　　Printed in Japan

JCOPY ＜（社）出版者著作権管理機構　委託出版物＞

本書の無断複製は著作権法上での例外を除き禁じられています．
複製される場合は，そのつど事前に，（社）出版者著作権管理機構
（電話 03-5244-5088，FAX 03-5244-5089，e-mail: info@jcopy.
or.jp）の許諾を得てください．